疫苗常识 百问百答

科学认识疫苗接种
有效预防和控制
传染病

孙立华　主编

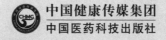
中国健康传媒集团
中国医药科技出版社

内容提要

对儿童进行预防接种，可以有效提高儿童自身对疾病的抵抗能力，从而避免各种传染病的发生，最终保证儿童健康成长。本书从不同角度，以问答形式，通过疫苗的基础知识、关于接种疫苗的常见问题、预防接种的相关法律与规章、常见疫苗的免疫预防四个方面进行介绍，对 100 个预防接种中常见的问题进行解答，内容简洁明了。希望本书可以帮助各位家长解决关于孩子预防接种的烦恼和问题。

图书在版编目（CIP）数据

疫苗常识百问百答 / 孙立华主编. —北京：中国医药科技出版社，2020.5

ISBN 978-7-5214-1573-5

Ⅰ．①疫… Ⅱ．①孙… Ⅲ．①疫苗—问题解答 Ⅳ．① R979.9-44

中国版本图书馆 CIP 数据核字（2020）第 024277 号

美术编辑 陈君杞
版式设计 锋尚设计

出版　中国健康传媒集团 ｜ 中国医药科技出版社
地址　北京市海淀区文慧园北路甲 22 号
邮编　100082
电话　发行：010-62227427　邮购：010-62236938
网址　www.cmstp.com
规格　710×1000mm　¹/₁₆
印张　8
字数　131 千字
版次　2020 年 5 月第 1 版
印次　2021 年 9 月第 3 次印刷
印刷　三河市万龙印装有限公司
经销　全国各地新华书店
书号　ISBN 978-7-5214-1573-5
定价　32.00 元

获取新书信息、投稿、为图书纠错，请扫码联系我们。

前言

在人类与疾病斗争的历史长河中，疫苗的出现具有里程碑式的意义，挽救了无数人的生命。疫苗关系人民群众生命健康，关系公共卫生安全和国家安全，是国家战略性、公益性产品。

世界卫生组织（WHO）将疫苗定义为：含有免疫原性物质，能够诱导机体产生特异性、主动和保护性宿主免疫，能够预防传染性疾病的一类异源性药学产品。它包括以传染性疾病为适应证的预防和治疗性疫苗。

我国是最早使用人工方法预防传染病的国家。公元10世纪唐宋时期采用接种人痘（天花病原体）的方法来预防天花，当时也称为"种花"。由于人痘中天花病毒的毒力并未减低，因而接种人痘具有一定风险，但人痘术的发明是中国人民对世界医学的伟大贡献，并为研制减毒活疫苗提供了宝贵经验。我国自1919年开始研究、生产和使用疫苗及抗血清等预防制品以来，至今已有100多年历史。在这百年里，我国疫苗从无到有，从借鉴到创新，经历了曲折、漫长但前景光明的发展历程。

实践证明，为了提高其抵抗力，预防传染病的发生，只有按照免疫规划及时给儿童接种疫苗，才能保护他们健康成长。因为绝大多数儿童按免疫程序接种疫苗后，会形成牢固的群体免疫屏障，既可以保护自己不得病，同时也可以保护少部分因疾病不能接种或暂缓接种疫苗的其他儿童。由此可见，预防接种是最有效、最经济、最便捷的保护儿童健康的手段，每名适龄儿童均须在条件允许情况下，按免疫规划要求进行预防接种。

为了让更多的家长了解疫苗接种的重要性和相关预防接种知识，提高主动接种疫苗的意识，本书从不同角度，以问答形式，精选了家长们最关心的100个关于预防接种中常见的问题，内容涵盖了疫苗基础知识、接种疫苗的常见问题、预防接种的相关法律与规章、常见疫苗的免疫预防四个方面，并予以详细的解答，语言通俗易懂，具有科学性和实用性。

希望通过阅读本书，家长们可以从容面对有关孩子预防接种的烦恼和问题，为孩子的健康成长贡献一分力量。

编者

2020年2月

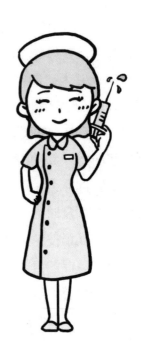

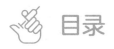

目录

第二节　接种疫苗后

第三节　特殊情况的儿童

第三章　预防接种的相关法律与规章

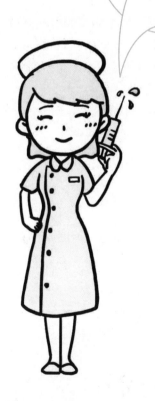

第一章

疫苗的
基础知识

01 疫苗是什么？

根据《中华人民共和国疫苗管理法》规定，疫苗是指为预防、控制疾病的发生、流行，用于人体免疫接种的预防性生物制品，包括免疫规划疫苗和非免疫规划疫苗。

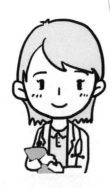

疫苗　指将病原微生物（如细菌、立克次体、病毒等）及其代谢产物，经过人工减毒、灭活或利用基因工程等方法制成的用于预防传染病的自动免疫制剂。

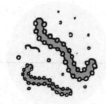 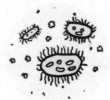 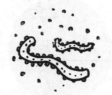

02 为什么世界卫生组织会提倡给儿童接种疫苗？

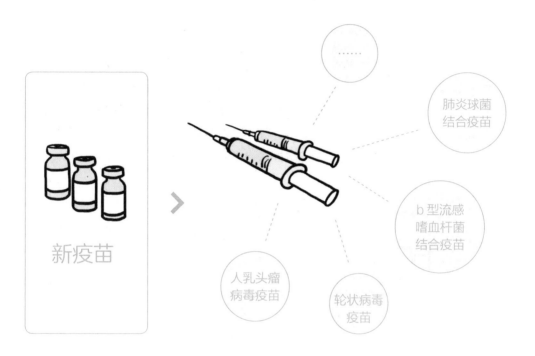

新疫苗

肺炎球菌
结合疫苗

b型流感
嗜血杆菌
结合疫苗

人乳头瘤
病毒疫苗

轮状病毒
疫苗

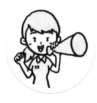

世界卫生组织实施全球免疫战略是为了保证儿童健康成长，降低儿童的患病死亡率。

世界卫生组织提倡为儿童常规接种疫苗，实施全球免疫战略，这样每年可避免200万～300万的儿童因为感染疾病而死亡。如果全球疫苗接种的覆盖面得到改进，还可以进一步避免150万左右的儿童因病死亡。

同时，世界卫生组织还提倡扩大免疫接种疫苗的种类，使用新疫苗进一步降低儿童死亡率。

03 什么是第一类疫苗、第二类疫苗？

免疫规划疫苗
（第一类疫苗）

疫苗

指居民应当按照政府的规定接种的疫苗，包括国家免疫规划确定的疫苗，省、自治区、直辖市人民政府在执行国家免疫规划时增加的疫苗，以及县级以上人民政府或者其卫生健康主管部门组织的应急接种或者群体性预防接种所使用的疫苗。

包括：乙肝疫苗、卡介苗、脊髓灰质炎（脊灰）减毒活疫苗、百白破联合疫苗、麻风疫苗、麻腮风疫苗、甲肝疫苗、脑膜炎球菌多糖疫苗、乙脑疫苗等。

非免疫规划疫苗
（第二类疫苗）

指由公民自费，并且自愿受种的其他疫苗。

如水痘疫苗、流感疫苗、b型流感嗜血杆菌结合疫苗、肺炎球菌疫苗、轮状病毒疫苗、伤寒Vi多糖疫苗、细菌性痢疾疫苗等。

生活小贴士

如果第一类疫苗和第二类疫苗接种时间发生冲突时怎么办？
原则上应优先保证第一类疫苗的接种。

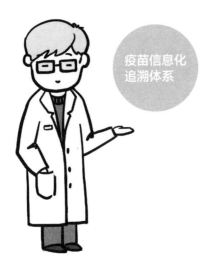

疫苗信息化
追溯体系

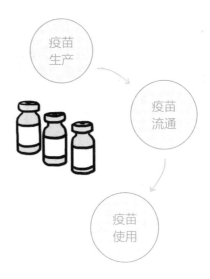

疫苗
生产

疫苗
流通

疫苗
使用

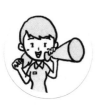

《中华人民共和国疫苗管理法》明确指出，国家实行疫苗全程电子追溯制度，要求疫苗上市许可持有人、配送单位、疾病预防控制机构、接种单位、监管部门等疫苗追溯参与方，通过信息化手段，对疫苗生产、流通、使用等各环节的信息进行追踪、溯源的有机整体。

如何选择第二类疫苗？

霍乱
疫苗

肺炎球菌
疫苗

轮状病毒
疫苗

Hib
疫苗

水痘
疫苗

第二类疫苗

肠道病毒
71 型疫苗

百白破 IPV 和
Hib 五联疫苗

百白破 Hib
联合疫苗

......

　　家长在选择接种第二类疫苗时，可以根据感染疾病的风险、家庭经济承受能力、孩子的身体情况等做出决定。家长在选择前，还应了解各种疫苗的特性、适应证及禁忌证。

　　通俗来讲，多接种一种疫苗就可以多预防一种及以上疾病，所以条件允许应尽可能多地选择接种二类疫苗。

06 疫苗由哪些成分组成？

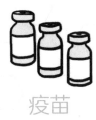

疫苗

• 主要成分 •

用于诱导人体产生相应抗体的抗原，也就是各种减毒或灭活的病毒、细菌、类毒素等，如卡介苗中的减毒牛型结核杆菌等。

• 其他成分 •

1. 将疫苗稀释到合适浓度的盐水或蒸馏水；
2. 增强疫苗免疫力的化学佐剂，通常是氢氧化铝等各种含铝盐；
3. 保证疫苗在不同条件和温度下安全性和有效性的明胶、山梨醇等稳定剂；
4. 防止细菌生长的防腐剂；
5. 在疫苗制造过程使用制剂的残余，如用于杀灭病毒的福尔马林、杀灭细菌的抗生素等。

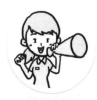

每种疫苗所含的成分以说明书为准，但这些成分均经过检测认可，家长不必担心其安全性及危害性。

接种疫苗前需要多多了解疫苗信息。

减毒活
疫苗

指通过特殊工艺将病原微生物（如细菌、立克次体、病毒等）毒力降低不能使人致病，然而又保留刺激人体产生免疫应答能力的病毒、细菌，经培养繁殖或接种于细胞、组织等生长繁殖后制成的疫苗。接种人体后，能刺激机体产生特异性免疫，起到长时期的保护作用。

包括：卡介苗、脊灰减毒活疫苗、麻疹减毒活疫苗、风疹减毒活疫苗、腮腺炎减毒活疫苗、乙型脑炎（乙脑）减毒活疫苗、水痘减毒活疫苗、甲肝减毒活疫苗、轮状病毒减毒活疫苗等。

优点　减毒活疫苗产生的免疫力强，作用时间长，接种次数少。

缺点　对一些疫缺陷者可能诱发疾病；可能出现"毒力返祖"现象；可能造成环境污染、而引发交叉感染等。

08 什么是灭活疫苗？

灭活疫苗

　　指采用物理或化学的方法，使病原微生物失去活性，但仍保留其免疫原性制成，或裂解后提取主要抗原成分制成的疫苗。

　　包括：乙脑灭活疫苗、甲肝灭活疫苗、百日咳疫苗、流感病毒裂解疫苗等。

　　与减毒活疫苗相比，灭活疫苗相对安全稳定，免疫功能缺陷的儿童可以选择，但需要多次接种，需要的抗原量多，往往成本较高。

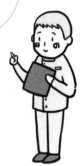

09 什么是基因重组疫苗？

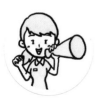

　　基因重组疫苗是应用基因工程技术制成，如把编码HBsAg基因插入酵母菌基因组，制成基因重组乙肝疫苗。

儿童接种疫苗的时间表

根据国家免疫规划疫苗儿童免疫程序表（2016年版），将儿童接种的第一类疫苗按出生时间排列如下：

出生24小时内		乙肝疫苗第一针 卡介苗初种（较多在1月龄时接种）
1月龄	- - - - - - -	乙肝疫苗第二针
2月龄	- - - - - - -	脊灰灭活疫苗第一针
3月龄	- - - - - - -	脊灰减毒活疫苗第一剂 百白破疫苗第一针
4月龄		脊灰减毒活疫苗第二剂 百白破疫苗第二针
5月龄		百白破疫苗第三针
6月龄	- - - - - - -	乙肝疫苗第三针 A群流脑多糖疫苗第一针
8月龄	- - - - - - -	麻风疫苗第一针 乙脑减毒活疫苗第一针（或自费乙脑灭活疫苗第一、二针）
9月龄	- - - - - - -	A群流脑多糖疫苗第二针（与第一针间隔3个月以上）
18月龄	- - - - - - -	百白破疫苗第四针 麻腮风疫苗第一针 甲肝减毒活疫苗第一针（或自费甲肝灭活疫苗第一针）
2岁		乙脑减毒活疫苗第二针 （或自费乙脑灭活疫苗第三针、自费甲肝灭活疫苗第二针）
3岁		A群、C群流脑多糖疫苗第一针
4岁		脊灰减毒活疫苗第三剂
6岁	- - - - - - -	白破疫苗第一针 乙脑灭活疫苗第四针 A群、C群流脑多糖疫苗第二针

选择乙脑减毒活疫苗接种时，采用两剂次接种程序。选择乙脑灭活疫苗接种时，采用四剂次接种程序；乙脑灭活疫苗第1、2剂间隔7～10天。

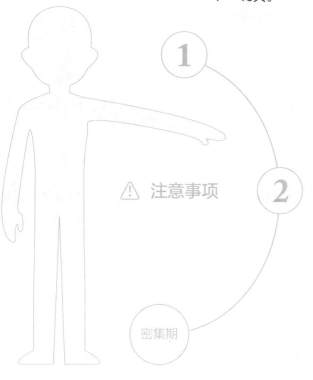

① ⚠ 注意事项

②

密集期

选择甲肝减毒活疫苗接种时，采用一剂次接种程序。选择甲肝灭活疫苗接种时，采用两剂次接种程序。

儿童从出生到18月龄之内是接种疫苗的"密集期"，在这期间，家长平均每隔1个月就要带自己的孩子去相关单位接种1次疫苗。6周岁之前，儿童需要注射的计划免疫疫苗有24次之多。但随着目前三联、五联苗的上市，接种次数也在不断地减少。

11 疫苗接种的注意事项

要带好证件

每当给宝宝接种疫苗时，爸妈都需要带上《儿童预防接种证》。不要折叠、损坏，以便接种门诊打印或登记接种信息，这不仅是宝宝接种疫苗的身份证明，还是以后为宝宝办理入托、入学时需要查验的证件。

给宝宝洗澡

在接种前一天，请给宝宝洗澡，把身上的脏东西都洗掉。接种当天，最好给宝宝穿清洁宽松、便于穿脱的棉质衣服，便于医生施种。

和医生好好谈谈

先倾听医生的告知，然后告诉医生宝宝的健康状况，让医生准确地判断宝宝是否存在接种禁忌，以便保护好宝宝的安全，防止宝宝对某种物质过敏，或因误打疫苗而导致不可挽回的后果。

特殊情况需暂缓接种

如果宝宝有不适，如患有结核病、急性传染病、肾炎、心脏病、湿疹、免疫缺陷病、皮肤过敏、发热、腹泻等，需要暂缓接种。

调整抱宝宝姿势很重要

由于接种台朝向设计不一，因此家长应根据医生接种台的方向，调整抱宝宝的姿势，确保抱稳且让医生顺手。

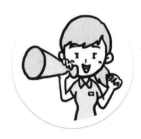

接种疫苗后观察 30 分钟	接种疫苗后需留观30分钟，无不适再离开。如果宝宝出现恶寒、发热、抽搐、呼吸困难和其他不良反应时，需及时请医生诊治。
多休息多喝水	接种后让宝宝适当休息，多喝水，注意保暖，清淡饮食，防止触发其他疾病。
接种疫苗后当天不要洗澡	接种疫苗的当晚不要给宝宝洗澡，但要保证接种部位的清洁，防止局部感染。
不同疫苗的注意事项	口服脊灰疫苗（糖丸）后半小时内不能进食任何温、热的食物或饮品。接种百白破疫苗后若接种部位出现硬结，可在接种后第二天开始进行热敷，以帮助硬结消退。
接种疫苗后会有轻微反应	接种疫苗后如果宝宝出现轻微发热、食欲不振、烦躁、哭闹的现象，不必担心，这些反应一般几天内会自动消失。但如果反应强烈且持续时间长，就应该立刻带宝宝去医院就诊。

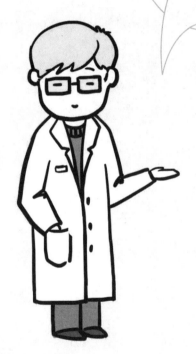

第二章

关于接种疫苗的
常见问题

接种疫苗前

12 疫苗到底该不该打？

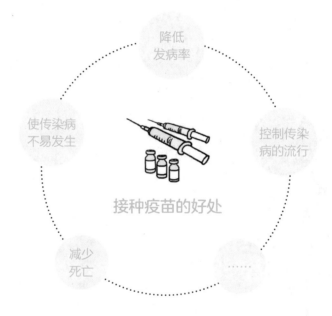

接种疫苗的好处

降低
发病率

使传染病
不易发生

控制传染
病的流行

减少
死亡

……

　　接种疫苗是预防和控制传染病的手段之一。通过接种疫苗可以使人群产生对相应微生物感染的免疫力，筑起一道天然的防病屏障，使传染病不易发生，从而降低发病率、减少死亡，以控制传染病的流行，最终达到消除或消灭传染病的目的。

　　疫苗在保护人类健康方面的影响是巨大的。疫苗使人类在面对传染病的威胁时，首次化被动为主动，在降低死亡率和提高人均预期寿命方面发挥了不可替代的作用。

13　宝宝们为什么需要接种疫苗？

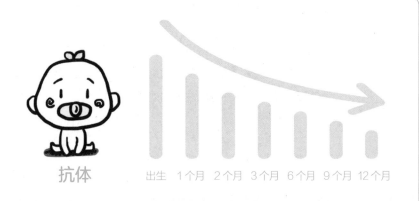

宝宝出生后，可以从母亲体内遗传一定的抵抗传染病的抗体，但其会随着宝宝月龄增长而逐渐减弱和消失，容易感染传染病。

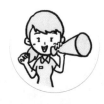

为了提高宝宝们的抵抗力，预防传染病的发生，需要按照免疫规划及时给宝宝们接种疫苗，保护他们健康成长。绝大多数宝宝按免疫程序接种疫苗后，会形成牢固的群体免疫屏障，既可以保护自己不得病，同时也可以保护少部分因疾病不能接种或暂缓接种疫苗的其他宝宝。

因此，预防接种是最有效、最经济、最便捷的保护宝宝健康的手段，每名适龄儿童均须在条件允许情况下，按免疫规划要求进行预防接种。《中华人民共和国传染病防治法》规定："国家实行有计划的预防接种制度，国家对儿童实行预防接种证制度。"

14 为什么接种疫苗能预防疾病？

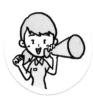

科学研究表明，当细菌或病毒侵入人体时，身体就会产生一种抵抗这种细菌或病毒的物质，这种物质叫作抗体。不同的细菌或病毒会产生不同的抗体，称为特异性抗体。病愈后，这种特异性抗体仍然存留在体内，如再有相应的细菌或病毒侵入体内，这种特异性抗体就能保护身体不受这些细菌或病毒的伤害。而接种疫苗就是模拟这个过程，但通过技术处理后使人体产生特异性抗体而不发病。

15 没有接种疫苗的孩子会得传染病吗？

孩子出生后由于自身免疫功能尚未发育完全，面临着各种疾病的威胁，特别是各类传染性疾病，如果不接种疫苗，孩子就缺乏相应的抵抗能力。这就像是让孩子在没有任何武器和护具的情况下与敌人战斗，战胜的概率会大大下降，感染后得病的概率也会大大增加。

总之，预防接种是预防传染病最安全、最有效、最便捷、最经济的途径。如果孩子没有接种疫苗，则易成为疫苗所预防疾病的易感者。

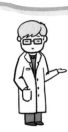

16 哪些网站可以获取接种的相关信息？

想要获得准确的预防接种信息，可以访问一下专业卫生机构的官方网站：

① 世界卫生组织（WHO）官方中文网站：
http://www.who.int/zh/

② 中国疾病预防控制中心免疫规划
中心官方网站：
http://www.chinacdc.cn/
中国疫苗和免疫网：
http://nip.chinacdc.cn/

③ 各省、市、区县疾病预防控制
中心官方网站：
以浙江为例，浙江省疾病预防
控制中心官方网站：http://
www.cdc.zj.cn/

④ 也可通过扫描接种门诊
二维码关注接种单位公
众号来了解接种信息

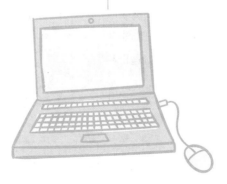

17 预防接种证去哪里办理？

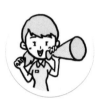

目前我国儿童预防接种实行属地化管理。家长需在孩子满月前（或出院后首次接种时），到孩子居住地所属地区的街道社区卫生服务中心（镇卫生院）预防接种门诊，办理孩子的预防接种证，建立预防接种个人档案（或电子档案）。目前有些省市已经实现出生一件事一次性办理（浙江省等），即在接产单位直接将出生医学证明、市民卡、接种证等一次性办理，并与接种单位联通实现数据共享。

18 在产科接种时没有接种证怎么办？

新生儿出生的第一天，会在所在医院产科接种乙肝疫苗和卡介苗。家长会在新生儿出院前拿到孩子的疫苗接种记录，办理接种证时家长携带此接种记录即可。

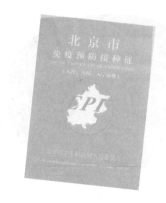

19 "三查七对一验证"是什么？

三查

① 查接种者的健康状况和禁忌证

② 查接种者的接种卡和接种证

③ 查疫苗和注射器、外观批号、效期

七对

① 对儿童姓名

② 对儿童年龄

③ 对疫苗品名

④ 对疫苗规格

⑤ 对接种剂量

⑥ 对接种部位

⑦ 对接种途径

一验证

请接种者或监护人验证接种的疫苗种类和有效期等

接种流程是怎么样的？

通常，孩子在预防接种门诊的接种流程主要有以下7步：

① 取号：自动叫号系统取号排队。

② 体检：常规物理检查及询问孩子身体状况。

③ 查证、登记：查验预防接种证，并登记预防接种信息。

④ 告知、预约：告知接种注意事项，并由家长签署《知情同意书》，预约下一次接种疫苗的时间。

⑤ 交费：若接种第二类疫苗需要先交费后接种。

⑥ 接种："三查七对一验证"后实施接种，接种后接种医生在儿童预防接种证上做好记录并签名。

⑦ 留观：接种疫苗后需要在接种门诊留观30分钟，无明显不适后方可离开。

21 为什么一定要按免疫程序进行预防接种？

年龄	接种疫苗	预防疾病
出生	乙肝疫苗第 1 次 + 卡介苗	乙肝 + 结核
1 个月	乙肝疫苗第 2 次	乙肝
2 个月	脊灰灭活疫苗第 1 针	小儿麻痹
3 个月	脊灰减毒活疫苗第 1 剂 + 百白破第 1 次	小儿麻痹 百日咳 白喉 破伤风
4 个月	脊灰减毒活疫苗第 2 剂 + 百白破第 2 次	

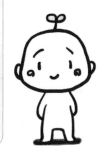

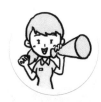

　　免疫程序是所接种疫苗在接种时间上的合理安排，不同的疫苗有不同的免疫程序，这是根据临床试验和多年科学实践为依据而制定的。如乙肝疫苗、百日咳-白喉-破伤风联合疫苗、脊灰疫苗等至少需要完成3剂接种才能使儿童产生足够的免疫力。随着儿童的长大，体内原有通过接种疫苗获得的免疫力也会逐渐下降。因此，有些疫苗还要进行加强免疫。

　　一般原则：首剂次接种不提前，剂次之间间隔不缩短，及时、全程完成规定的接种剂次。

孩子可以提前接种疫苗吗？
提前接种疫苗，孩子会有不良影响吗？

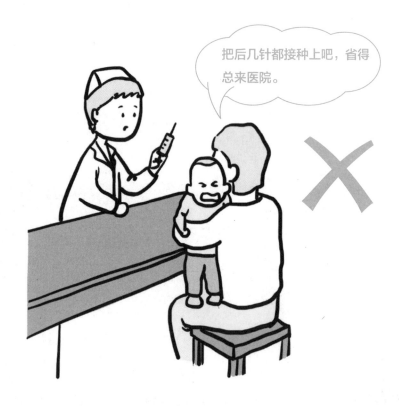

把后几针都接种上吧，省得总来医院。

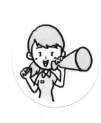

不可以。 因为提前接种疫苗会影响免疫效果，不能达到预期的抗体水平，从而影响疫苗的免疫保护作用。

疫苗的起始月（年）龄是根据避免母传抗体对疫苗免疫效果的干扰、个体免疫系统发育状况和传染病暴露风险等因素的综合评估而确定的。如果提前接种疫苗，可能会受这几个因素的影响，而达不到应有的免疫效果。

因此，家长还是应当按照免疫程序带孩子接种。

23　孩子接种疫苗时，家长要做些什么？

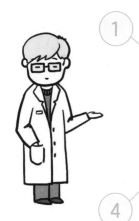

1 接种前，配合医生核对孩子接种的基本信息，验证疫苗种类和有效期。

2 安抚孩子，缓解孩子的紧张情绪。

3 按医生的要求，脱好孩子的衣服，暴露出接种部位（手臂或大腿）。

4 接种时，固定好孩子的体位，避免因孩子哭闹挣扎造成注射错位。

24　预防接种知情同意书是什么？

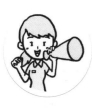

　　在孩子接种前，接种医生会告知家长所接种疫苗的品种、作用、禁忌、不良反应、注意事项等，并询问孩子的健康状况及是否有接种禁忌等，如实记录告知和询问情况。家长应了解预防接种的相关知识，如实提供孩子的健康状况和接种禁忌，以帮助医生正确掌握孩子的接种禁忌。

　　因此，预防接种知情告知与知情同意是医生和家长的责任，家长应认真阅读预防接种知情同意书。

25 妈妈得过麻疹，孩子是不是就可以不用打麻疹疫苗了？

通常，无论妈妈是否得过疫苗针对的传染病，孩子出生后都应按照免疫程序及时进行疫苗接种。

虽然妈妈体内抵抗某种传染病的抗体可以通过胎盘传给胎儿，但这种母传抗体会随孩子的月龄增长而逐渐消失，孩子也会因母传抗体消失而成为传染病的易感者。因此，即使妈妈得过疫苗针对的传染病，孩子还是需要接种疫苗的。

26 周围的人没有患麻疹，为什么还要给孩子接种麻疹疫苗呢？

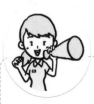

周围的人没有患麻疹，并不代表麻疹病毒不存在。麻疹病毒是通过呼吸道传播的，若孩子未接种过麻疹疫苗，未获得过免疫保护，很有可能被感染，尤其是在公共场所、医院、超市、商店等人群聚集的地方。因此，按时接种麻疹疫苗，才能起到最好的预防效果。

生活小贴士

患过出疹性疾病的人是否不需要接种麻疹疫苗？

不一定。有很多种疾病都会有出疹症状。如果实验室诊断为麻疹，则不需要再接种麻疹疫苗。如果确诊为风疹或其他出疹性疾病，还是要接种麻疹疫苗的。

27 哪些情况应禁忌疫苗接种？

在实施接种疫苗过程中，为避免接种疫苗后可能发生异常反应，规定了接种疫苗的禁忌。

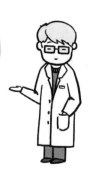

世卫组织（WHO）列为疫苗使用禁忌情况的有：

1 免疫异常者

先天性或获得性免疫缺陷、恶性肿瘤等，以及应用皮质固醇、烷化剂、抗代谢药物或放射治疗而免疫功能受到抑制者，一般不能使用减毒活疫苗，如不能口服脊灰糖丸，不能接种麻疹疫苗等。

2 急性传染病患者

如果受种者正患有伴有发热或明显全身不适的急性传染病时，应推迟接种。

3 既往接种疫苗后曾经出现过严重不良反应者

如对疫苗成分严重过敏，或者接种疫苗后出现严重过敏反应，不应该继续接种同一种疫苗。

4 神经系统疾病患儿

对患有进行性神经系统疾病的儿童，如未控制的癫痫、婴儿痉挛或进行性脑病等，不应该接种含有乙脑、流脑、百日咳等抗原的疫苗。

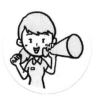

预防接种人员在接种疫苗时，应根据孩子的健康状态判定是否可以接种。遇《中国药典》及疫苗说明书中明确规定的禁忌，不应接种疫苗，或者推迟接种疫苗。

哪些情况应暂缓接种疫苗？

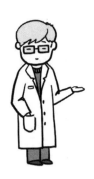

待孩子疾病痊愈或稳定后，接种医生会根据具体情况考虑是否恢复接种。

1 发热、腹泻。

2 各种疾病的急性期或发作期。

3 某种原因导致的免疫功能低下。

29 哪些情况应慎重接种疫苗？

患严重慢性疾病

有严重过敏史

个人或家族有惊厥史

近期使用过免疫球蛋白等被动免疫制剂

有癫痫病史

当孩子处于慎用情况时，并不是完全不能接种疫苗，而是需要接种医生根据具体情况进行评估判定是否可以接种疫苗。

30 什么是疫苗接种禁忌？
孩子有疫苗禁忌怎么办？

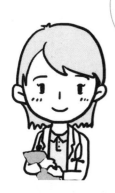

疫苗接种禁忌要以接种疫苗的说明书为根据，不能一出现禁忌就放弃接种，因为多数禁忌是暂时性的，如患慢性疾病急性发作期、急性和发热性疾病等。

疫苗接种禁忌

　　主要是指受种者自身存在能增加严重不良反应风险的身体状况或疾病。因此，要重视疫苗接种禁忌，家长应在孩子接种前如实告诉医生孩子的健康状况和既往接种疫苗是否发生过严重不良反应等情况。

31 接种疫苗要付钱吗?

免费

接种单位接种免疫规划疫苗不得收取任何费用。

付费

接种单位接种非免疫规划疫苗,除收取疫苗费用外,还可以收取接种服务费。

接种服务费的收费标准由省、自治区、直辖市人民政府价格主管部门会同财政部门制定,接种门诊应设置收费公示。

32 患自身免疫性疾病的孩子可以接种疫苗吗?

自身免疫性疾病(AD)是因免疫自身稳定被打破而引起的疾病状态。

 AD缓解期可接种灭活疫苗。

 AD急性期(活动期)暂缓接种各类疫苗。

 在使用激素、免疫抑制剂或靶向生物制剂治疗期间,应暂缓接种减毒活疫苗。

33 早产儿或者低出生体重儿可以接种疫苗吗？

出生时胎龄小于37周的新生儿称为**早产儿**，其中体重低于1500克的新生儿称为**极低出生体重儿**，出生体重低于1000克的新生儿称为**超低出生体重儿**。

通常，早产儿满月后，如果没有其他健康问题，是可以按照免疫程序接种疫苗的（接种卡介苗除外）。

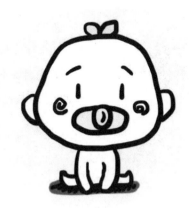

34 孩子有湿疹，能正常接种疫苗吗？

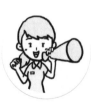

湿疹多在婴儿期发生，大约50%的湿疹患者会发展成过敏性鼻炎或哮喘。湿疹患儿皮肤屏障功能有破坏，易继发刺激性皮炎、感染及过敏而加重皮损。湿疹患儿应接种疫苗以预防疫苗可预防疾病发生，且接种疫苗后不会加重湿疹疾病症状。

35 孩子有鼻塞、流涕等症状可以接种疫苗吗?

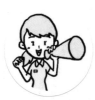

通常，孩子患有轻微感冒不会影响接种效果，但由于考虑到个体差异和病情进展等因素，有的孩子在接种疫苗后可能会出现不适症状等，因此建议暂缓接种疫苗，等孩子症状消失后再及时补种疫苗。

36 孩子患先天性心脏病可以接种疫苗吗?

可以
接种

暂缓
接种

 生长发育良好，无临床症状，心功能无异常［如左心室射血分数（LVEF）≥60%］；

 患儿介入治疗术后，复查心功能无异常；

 患儿外科术后3个月，复查心功能无异常。

 伴有心功能不全、严重肺动脉高压等并发症的患儿;

 复杂发绀（紫绀）型患儿，需要多次住院手术者;

 需要专科评估的其他情形，如免疫缺陷、感染、严重营养不良、免疫抑制剂使用等的患者。

37 有热性惊厥史的孩子可以接种疫苗吗?

对于单纯性热性惊厥，或非频繁性发作的热性惊厥（半年内发作＜3次，且1年内发作＜4次）既往没有惊厥持续状态（持续惊厥超过半小时），本次发热性疾病痊愈后，可按免疫程序接种各类疫苗，建议每次接种1剂次。

可以接种

对于复杂性热性惊厥，或短期内频繁惊厥发作（半年内发作 ≥ 3次，或1年内发作 ≥ 4次），建议到专科门诊就诊。

暂缓接种

38 婴儿黄疸可以接种疫苗吗?

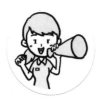

生理性黄疸、母乳性黄疸患儿身体健康状况良好，可按免疫程序接种疫苗。

病理性黄疸患儿生命体征平稳，可正常接种乙肝疫苗，暂缓接种其他疫苗。

39 患肛周脓肿的孩子可以接种疫苗吗？

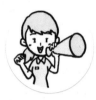

可以按免疫程序接种，脊灰疫苗基础免疫使用注射型脊灰灭活疫苗（IPV），不能使用口服脊灰减毒活疫苗（OPV），痊愈后加强免疫可接种IPV或OPV。

40 孩子得急性感染性疾病后怎么接种疫苗？

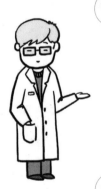

1 急性感染性疾病痊愈后可接种各类疫苗。

2 轻症急性感染性疾病者热退后可接种疫苗。

3 急性感染性腹泻者暂缓接种口服减毒活疫苗。

4 中度和重度的急性感染性疾病患儿（如肺炎、脑炎、脑膜炎、心肌炎、严重腹腔感染、严重泌尿系统感染等），在疾病好转前暂缓接种疫苗。

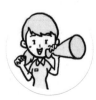

在疾病好转期，如有疫苗接种需求，建议前往免疫接种咨询门诊评估情况，决定是否接种。
疾病完全恢复后，可以接种疫苗。

41 患蚕豆病的孩子可以接种疫苗吗？

蚕豆病是由缺乏葡萄糖-6-磷酸脱氢酶（G-6-PD）导致的一种遗传性疾病，表现为进食蚕豆后引起急性溶血性贫血，属于先天性代谢异常。因此，**患蚕豆病的孩子可在没有发生溶血和其他肝肾功能异常的情况下，按照免疫程序接种疫苗。**

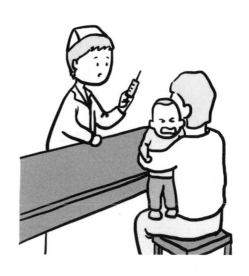

42 多次服用脊髓灰质炎减毒活疫苗是否对身体有害？

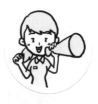

按照《预防接种工作规范》，国家免疫规划的每一种疫苗都有规定的免疫程序，适龄儿童只要按程序服够剂数即可。但在补充免疫活动时，可不论接种史，所有无禁忌证的适龄儿童一律接种1剂或2剂疫苗，这样做是为了避免漏掉一部分易感儿童，同时建立群体免疫屏障。脊灰减毒活疫苗是安全的生物制品，多次服用不会对身体有害。

一般来说,对于明确对疫苗任何成分(抗生素、明胶等)过敏的人来说,是不能接种疫苗的。

对非疫苗成分过敏的人,是可以按免疫程序接种疫苗的。

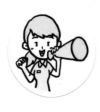
对于在不了解疫苗成分的情况下,有严重过敏史的孩子,接种医生会在接种疫苗前仔细询问孩子严重过敏史的情况,再判断是否适合接种疫苗。

值得注意的是,有严重过敏史的孩子,在急性发作期不能接种疫苗,应等到相对稳定期或恢复期再进行接种。若有严重过敏史的孩子接种了疫苗,则应适当延长观察时间,以免发生急性严重过敏反应,甚至出现生命危险。

生活小贴士

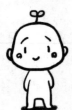

孩子对牛奶过敏,可以接种疫苗吗?

单纯对牛奶过敏的孩子是没有限制的,因为目前我国免疫规划推荐的所有疫苗中都不含牛奶成分,但应慎用脊髓灰质炎减毒活疫苗糖丸 。

孩子对鸡蛋过敏能接种麻疹、流感疫苗吗?

对鸡蛋过敏的孩子可以接种麻疹疫苗,但能否接种流感疫苗目前有不同说法,应以要接种疫苗的说明为依据。

44 PPT 试验是什么？

PPT 试验

即结核菌素试验，用来检测机体有无感染过结核杆菌。凡感染过结核杆菌的机体，约在试验后48～72小时内，局部出现红肿硬节的阳性反应。若受试者未感染过结核杆菌，则注射局部无变态反应发生，即为阴性。

超过3月龄孩子未接种卡介苗的，要先做PPT试验，若结果阳性，则不需再接种卡介苗；若结果阴性，则可以接种卡苗。超过4岁孩子不再接种卡介苗。

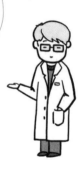

45 曾经患过甲型病毒性肝炎的人还需要再接种甲型病毒性肝炎疫苗吗？

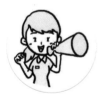

如果既往患过甲型病毒性肝炎（甲肝），痊愈后能产生足够的保护性抗体，则不需要再接种甲肝疫苗。

46 接种狂犬病疫苗期间能接种其他疫苗吗？

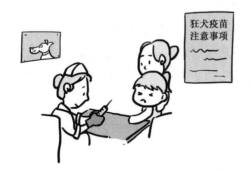

正在进行计划免疫接种的儿童可按照正常免疫程序接种狂犬病疫苗。接种狂犬病疫苗期间也可按照正常免疫程序接种其他疫苗，但优先接种狂犬病疫苗。

47 患癫痫的孩子能不能接种疫苗？

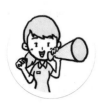

① 6个月及以上未发作的癫痫患者（癫痫已控制），无论是否服用抗癫痫药物，可以接种所有疫苗。

② 有癫痫家族史者可以接种疫苗。

③ 近6个月内有癫痫发作的患者应暂缓接种。

48 IgA 血管炎孩子能不能接种疫苗？

IgA 血管炎（IgAV）

原称过敏性紫癜（HSP），是以小血管炎为主要病变的系统性血管炎。

IgAV患者在痊愈后，可接种各类疫苗。

IgAV患者使用免疫抑制剂治疗期间，暂缓接种减毒活疫苗。

一定要痊愈以后，再接种疫苗。

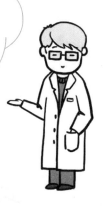

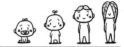

接种疫苗后

49 什么是预防接种异常反应？它有哪些特点？

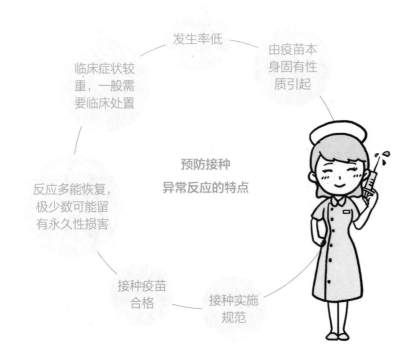

发生率低

由疫苗本身固有性质引起

临床症状较重，一般需要临床处置

**预防接种
异常反应的特点**

反应多能恢复，极少数可能留有永久性损害

接种疫苗合格

接种实施规范

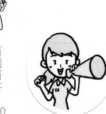

预防接种异常反应是合格的疫苗在实施规范接种过程中或者实施规范接种后造成受种者机体组织器官功能损害，相关各方均无过错的药品不良反应。

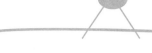

50 什么是疑似预防接种异常反应？

疑似预防接种异常反应（AEFI）是预防接种后发生的怀疑与预防接种有关的反应或事件。它主要包括三个方面的含义：

1　一定的时间关联：反应必须是在预防接种后一定的时间范围内发生；但有时间关联性，不等于有因果关联性。

2　一定的损害后果：反应必须存在一定的临床损害后果，如组织器官或功能方面的损害。

3　可疑的因果关联：反应与预防接种的疫苗可能存在因果关联，或暂时不能排除二者之间的因果关联；有因果关联性，必定存在时间关联性。

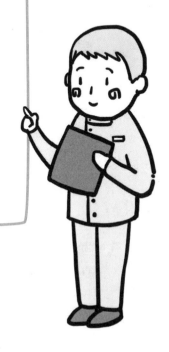

51 给孩子接种疫苗后，还有哪些注意事项是家长需要知道的？

1 接种后不要匆忙回家，要在留观室留观30分钟，观察孩子是否发生严重过敏反应，以便医生在第一时间救治。

2 询问医生关于孩子回家后若出现发热等不适时的处理方法，最好留存电话。

3 接种口服减毒活疫苗的孩子，30分钟内不要进热食或哺乳。

4 记好下次接种时间，留观时间过后，确定孩子无不适后即可离开医院。

5 接种前后几天不要给孩子吃不易消化的食物。

6 回家后如果发现孩子有可疑的严重异常反应，要及时到医院就诊。

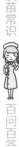

接种疫苗后是不是就一定不得传染病了？

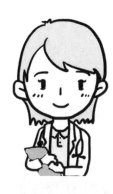

大量研究表明，接种疫苗的人比未接种疫苗的人感染发病后的症状轻、病程短。因此，接种疫苗是很有必要的。

有些家长误认为接种疫苗后，孩子就一定不得传染病了。但事实上，接种疫苗后，有的人仍有可能得病，不过发生的概率很小。

由于每个人的个体差异，有的人免疫应答能力较低，少数人会出现无效免疫情况，即接种疫苗后可能没有产生保护作用，仍有可能得病，因此，任何疫苗都不能达到百分之百的保护效果。另外，有的人会出现偶合发病情况，即受种者在接种疫苗时已经处于疾病的潜伏期，接种后还没等到疫苗产生保护作用时就患病了。并且，人体还会出现抗体衰退的现象，即人体内产生的特异性抗体水平在接种疫苗后会随时间的延续逐渐衰退，当低于保护水平时，人也会感染发病。

53 乙型病毒性肝炎（乙肝）疫苗是否一定要打 3 针？

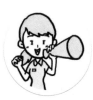

接种不同剂次乙型病毒性肝炎（乙肝）疫苗后一般都会产生抗体。研究证明，全程接种3剂后，体内产生的保护性抗体的概率大、滴度高。据观察，接种第1剂后，有30%～40%的人产生抗体，接种2剂后，有60%～70%的人产生抗体，完成3剂全程接种后可使约90%以上的人产生抗体。

54 父母是乙肝患者，孩子出生时接种过乙肝疫苗，应该什么时间再接种？

母亲是乙肝病毒携带者

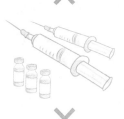

父亲是乙肝患者

母亲是乙肝病毒携带者的儿童是乙肝疫苗接种的重点人群，他们比一般儿童感染乙肝的概率要高很多。这些儿童在完成乙肝疫苗全程接种后的1个月，就可以采集静脉血检测乙肝病毒感染指标，了解是否被乙肝病毒感染以及疫苗免疫是否成功，如果乙肝病毒表面抗体＜10mIU/ml，则需要进行再次免疫，一般可采用3剂接种。

父亲是乙肝患者，儿童出生后也应尽早接种乙肝疫苗，按程序完成3剂全程接种。由于乙肝疫苗的保护持久性好，目前全球所有国家都不推荐加强免疫。但对于家庭成员中有乙肝病毒携带者的人来说，如果乙肝病毒表面抗体滴度＜10mIU/ml，可再次接种。

55 为什么有些疫苗需要加强免疫？

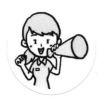

基础免疫所获得的特异性抗体，有些无须加强免疫；有些在体内只能维持一段时间，待身体内抗体浓度降低时，应再接种，通过再次接种刺激机体产生抗体，使抗体维持在足以抵抗病原体的水平。

56 为什么有的疫苗接种 1 剂，有的疫苗要接种多剂？

根据各种疫苗的免疫程序，有的疫苗需要接种1剂，如卡介苗，有的疫苗需要接种2~4剂，如乙肝疫苗、甲肝疫苗、百白破联合疫苗、麻腮风联合疫苗等。这是因为，在每种疫苗上市之前，都要经过科学、严格的临床试验，得出接种几剂、多大剂量、间隔多长时间可以达到最佳免疫效果的结论。

因此，家长应按照免疫程序按时带孩子接种疫苗。遇到需要同时接种2种及以上国家免疫规划疫苗者，应在不同部位接种。需要多次接种的疫苗，最好每次接种都选用同一品牌的疫苗，以获得最佳的免疫保护效果。

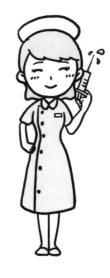

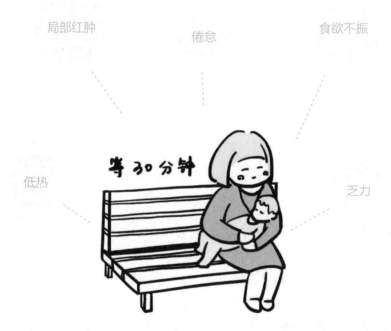

局部红肿　　倦怠　　食欲不振

等30分钟

低热　　乏力

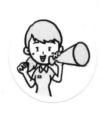

　　孩子接种疫苗后，应在预防接种单位留观30分钟。部分孩子在接种疫苗后会出现一些反应，如低热、局部红肿，同时可能伴有全身不适，如倦怠、食欲不振、乏力等症状。上述症状一般持续1~2天即可消失，不需要任何处理。

　　若孩子接种疫苗后出现上述反应，应该适当休息，多喝开水，注意保暖，防止继发其他疾病。如果发生严重反应者，应及时就医。

58 预防接种后出现严重异常反应，能不能申请赔偿？

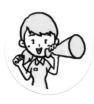

国家实行预防接种异常反应补偿制度。实施接种过程中或者实施接种后出现受种者死亡、严重残疾、器官组织损伤等损害，属于预防接种异常反应或者不能排除的，应当给予补偿。

接种免疫规划疫苗所需的补偿费用，由省、自治区、直辖市人民政府财政部门在预防接种经费中安排；接种非免疫规划疫苗所需的补偿费用，由相关疫苗上市许可持有人承担。

59 为什么接种疫苗后要留观至少 30 分钟？

接种疫苗以后，由于个体原因，极少数人可能会发生过敏反应。监测数据表明，过敏性休克大多发生在接种后30分钟内，发生过敏性休克后，如果不在医务人员监护范围之内则容易发生生命危险，所以接种现场必须配有医生和急救药品，主要是防止发生意外。如果监护人怀疑自己的孩子接种疫苗发生了不良反应，就应该及时向接种人员或疾病预防控制中心咨询或报告。

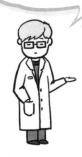

60 新生儿为什么要在出生后 24 小时内及时接种乙肝疫苗？

我国大多数乙肝病毒表面抗原携带者来源于母婴垂直传播及儿童早期的感染，因为新生儿对乙肝病毒无免疫力，而且免疫功能尚不健全，一旦感染了乙肝病毒，则易成为乙肝病毒表面抗原携带者。1岁以下婴儿感染乙肝病毒后，将有90%以上的人会变成慢性乙肝病毒表面抗原携带者。

由此可见，新生儿预防乙肝尤为重要。所有的新生儿都应当在出生后24小时内尽早接种第1剂乙肝疫苗，并按照0、1、6月龄的免疫程序，完成3剂乙肝疫苗的全程接种。

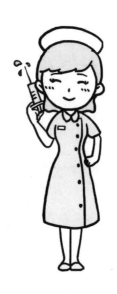

61 脊髓灰质炎减毒活疫苗糖丸能带回家服用吗？

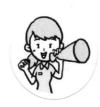

脊髓灰质炎（脊灰）减毒活疫苗糖丸需要由有资质的预防接种单位和预防接种人员提供预防接种服务，并需要严格按照规定的温度冷冻储存。接种时须用凉开水溶化后喂服，这样才能保证疫苗的效果。接种后需在现场留观至少30分钟。因此不能带回家服用。

62 接种疫苗后，是不是一劳永逸获得终身免疫呢？

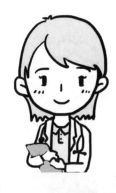

接种疫苗能预防和控制传染病，但并不是终身免疫的。

　　预防接种是预防和控制传染病最经济、最有效的手段，但成功率并非是100%，多数疫苗的保护率＞80%。由于受种者个体的特殊原因，如免疫应答能力低下等因素，可导致接种后免疫失败。另外随着年龄的增加，接种产生的抗体也会慢慢地减弱，但大量的研究证明，即使接种疫苗后发病，相对于不接种疫苗者，其患病后的临床表现要轻很多。

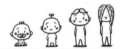

特殊情况的儿童

63 如果孩子要去外地，这期间如何继续接种疫苗？

若孩子的长期居住地点发生变化或外出时间较长，家长应及时携带其预防接种证，到原预防接种门诊办理迁出手续（部分省省内可不办理迁出手续），然后再到新居住地的预防接种门诊办理迁入手续，保证孩子能按照免疫程序全程接种疫苗，以免发生漏种疫苗的情况。

总之，无论是新生儿还是新迁入的儿童（包括外来务工人员子女），都可以到现居住地的预防接种门诊办理预防接种手续，进行疫苗接种。

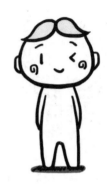

64 两种疫苗是否可以同时接种？

可以同时接种，但应在不同部位接种，并严格按照免疫程序要求进行接种。两种注射减毒活疫苗如未同时接种，应间隔≥4周再接种。

65 用免疫抑制剂的孩子能接种疫苗吗？

① 正在接受免疫抑制剂治疗的患者可以接种灭活疫苗，并无须中断免疫抑制剂治疗；但接受利妥昔单抗治疗的患者，应该在末次剂量5个月后进行接种。

② 对于孕晚期免疫抑制剂暴露的婴儿，按预防接种程序接种灭活疫苗、麻腮风疫苗和水痘疫苗。

③ 对于母亲接受免疫抑制剂治疗的母乳喂养婴儿，可接种各类疫苗，无须延迟。

可以接种

① 减毒活疫苗需暂缓接种。

② 对于中断免疫抑制剂治疗安全的患者，需根据所用免疫抑制剂的药代动力学决定暂缓接种的时间。

③ 大剂量糖皮质激素［泼尼松 ≥20 mg/d或＞2 mg/（kg·d）］治疗结束后1个月、非生物制剂类的其他免疫抑制剂治疗结束后至少3个月可以接种减毒活疫苗。

④ 生物制剂类免疫抑制剂尚缺少研究资料。

暂缓接种

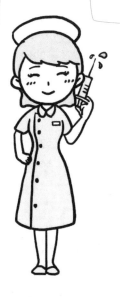

66 白血病孩子该如何接种疫苗？

白血病孩子

1　化疗期间应暂缓接种。

2　化疗结束后6个月可以接种灭活疫苗。

3　化疗结束后12个月要经过免疫功能评估，考虑接种减毒活疫苗。

67 孩子出国上学或定居国外，家长应该做什么准备？

1　孩子的监护人要携带孩子的预防接种证，到当地的出入境检验检疫部门进行相关问题咨询。

2　检疫人员将根据所前往目的地国家的疾病流行情况，入境者疫苗接种的要求和孩子的中国预防接种证，推荐出境孩子应接种的疫苗。

3　检疫人员完成中国预防接种证的翻译工作。

第三章

预防接种的相关法律与规章

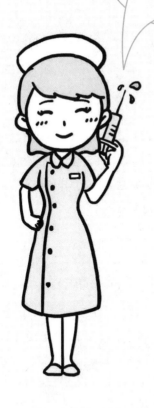

68 目前我国预防接种的主要法律与规章有哪些？

目前我国预防接种的主要法律与规章有以下几种。

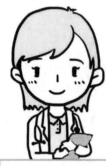

1 全国人大（中华人民共和国人民代表大会）发布的《中华人民共和国传染病防治法》（2004年修订）、《中华人民共和国药品管理法》（2001年修订）、《中华人民共和国疫苗管理法》（2019年12月1日实施）。

2 国务院颁布的《疫苗流通和预防接种管理条例》（2016年修订版）。

3 国家药典委员会编制的《中华人民共和国药典》（2015年版）。

4 国家卫生健康委员会发布的《预防接种工作规范》（2016年版）。

69 国家法律对儿童预防接种是如何规定的?

《中华人民共和国传染病防治法》（2004年修订）第十五条规定：

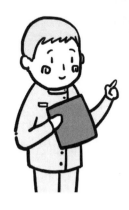

国家实行有计划的预防接种制度。国务院卫生行政部门和省、自治区、直辖市人民政府卫生行政部门，根据传染病预防、控制的需要，制定传染病预防接种规划并组织实施。用于预防接种的疫苗必须符合国家质量标准。

国家对儿童实行预防接种证制度。国家免疫规划项目的预防接种实行免费，医疗机构、疾病预防控制机构与儿童的监护人应当相互配合，保证儿童及时接受预防接种。具体办法由国务院制定。

因此，每个儿童都应当按照国家规定，在预防接种单位办理预防接种证，如实记录儿童每次接种疫苗的情况，并由儿童家长或监护人长期保留和备用。

70 预防接种证有哪些作用与保存要求？

我国《疫苗流通和预防接种管理条例》（2016年修订版）第二十六条规定："国家对儿童实行预防接种证制度。在儿童出生后1个月内，其监护人应当到儿童居住地承担预防接种工作的接种单位为其办理预防接种证。接种单位对儿童实施接种时，应当查验预防接种证，并做好记录。儿童离开原居住地期间，由现居住地承担预防接种工作的接种单位负责对其实施接种。预防接种证的格式由省、自治区、直辖市人民政府卫生主管部门制定。"

根据规定，关于预防接种证，儿童家长和医生应做到下面几点：

1 **建立预防接种证**

在儿童出生后，就应在预防接种单位建立预防接种证，便于儿童按免疫程序接种疫苗（部分省市可以在出生医院一站式办理，如浙江省）。

2 **携带并核实预防接种证的信息**

每次接种疫苗时，家长应携带预防接种证，接种医生对儿童实施接种疫苗前，需要查验和核实预防接种证的记录，以便正确接种疫苗。

3 **记录本次接种的信息**

每次接种完成后，接种医生还要在预防接种证上做好记录，如接种时间，疫苗名称、剂量、批号，接种部位，接种单位等信息并签名。

因此，预防接种证是儿童预防接种的凭证，也是儿童入托、入学，成年后就业、出国的身份健康证明之一，需要长期保存，不得随意损毁、涂改。

71 《中华人民共和国疫苗管理法》中家长们需重点关注的内容有哪些？

1 居住在中国境内的居民，依法享有接种免疫规划疫苗的权利，履行接种免疫规划疫苗的义务。政府免费向居民提供免疫规划疫苗。

县级以上人民政府及其有关部门应当保障适龄儿童接种免疫规划疫苗。监护人应当依法保证适龄儿童按时接种免疫规划疫苗。

2 国务院药品监督管理部门会同国务院卫生健康主管部门制定统一的疫苗追溯标准和规范，建立全国疫苗电子追溯协同平台，整合疫苗生产、流通和预防接种全过程追溯信息，实现疫苗可追溯。

疫苗上市许可持有人应当建立疫苗电子追溯系统，与全国疫苗电子追溯协同平台相衔接，实现生产、流通和预防接种全过程最小包装单位疫苗可追溯、可核查。

疾病预防控制机构、接种单位应当依法如实记录疫苗流通、预防接种等情况，并按照规定向全国疫苗电子追溯协同平台提供追溯信息。

3 国家实行疫苗批签发制度。每批疫苗销售前或者进口时，应当经国务院药品监督管理部门指定的批签发机构按照相关技术要求进行审核、检验。符合要求的，发给批签发证明；不符合要求的，发给不予批签发通知书。

不予批签发的疫苗不得销售，并应当由省、自治区、直辖市人民政府药品监督管理部门监督销毁；不予批签发的进口疫苗应当由口岸所在地药品监督管理部门监督销毁或者依法进行其他处理。

国务院药品监督管理部门、批签发机构应当及时公布上市疫苗批签发结果，供公众查询。

4 疫苗上市许可持有人应当按照采购合同约定，向疾病预防控制机构供应疫苗。疾病预防控制机构应当按照规定向接种单位供应疫苗。疾病预防控制机构以外的单位和个人不得向接种单位供应疫苗，接种单位不得接收该疫苗。

5 医疗卫生人员实施接种，应当告知受种者或者其监护人所接种疫苗的品种、作用、禁忌、不良反应以及现场留观等注意事项，询问受种者的健康状况以及是否有接种禁忌等情况，并如实记录告知和询问情况。受种者或者其监护人应当如实提供受种者的健康状况和接种禁忌等情况。有接种禁忌不能接种的，医疗卫生人员应当向受种者或者其监护人提出医学建议，并如实记录提出医学建议情况。

医疗卫生人员在实施接种前，应当按照预防接种工作规范的要求，检查受种者健康状况、核查接种禁忌，查对预防接种证，检查疫苗、注射器的外观、批号、有效期，核对受种者的姓名、年龄和疫苗的品名、规格、剂量、接种部位、接种途径，做到受种者、预防接种证和疫苗信息相一致，确认无误后方可实施接种。

医疗卫生人员应当对符合接种条件的受种者实施接种。受种者在现场留观期间出现不良反应的，医疗卫生人员应当按照预防接种工作规范的要求，及时采取救治等措施。

6 医疗卫生人员应当按照国务院卫生健康主管部门的规定，真实、准确、完整记录疫苗的品种、上市许可持有人、最小包装单位的识别信息、有效期、接种时间、实施接种的医疗卫生人员、受种者等接种信息，确保接种信息可追溯、可查询。接种记录应当保存至疫苗有效期满后不少于五年备查。

7 国家对儿童实行预防接种证制度。在儿童出生后一个月内，其监护人应当到儿童居住地承担预防接种工作的接种单位或者出生医院为其办理预防接种证。接种单位或者出生医院不得拒绝办理。监护人应当妥善保管预防接种证。

预防接种实行居住地管理，儿童离开原居住地期间，由现居住地承担预防接种工作的接种单位负责对其实施接种。

预防接种证的格式由国务院卫生健康主管部门规定。

8 儿童入托、入学时，托幼机构、学校应当查验预防接种证，发现未按照规定接种免疫规划疫苗的，应当向儿童居住地或者托幼机构、学校所在地承担预防接种工作的接种单位报告，并配合接种单位督促其监护人按照规定补种。疾病预防控制机构应当为托幼机构、学校查验预防接种证等提供技术指导。

儿童入托、入学预防接种证查验办法由国务院卫生健康主管部门会同国务院教育行政部门制定。

9 接种单位接种免疫规划疫苗不得收取任何费用。接种单位接种非免疫规划疫苗，除收取疫苗费用外，还可以收取接种服务费。接种服务费的收费标准由省、自治区、直辖市人民政府价格主管部门会同财政部门制定。

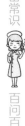

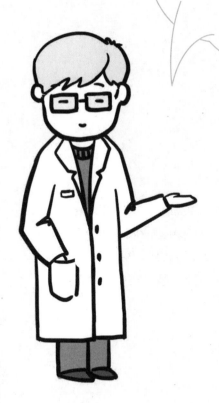

第四章

常见疫苗
的免疫预防

甲型病毒性肝炎（甲肝）疫苗

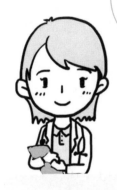

预防疾病

甲型病毒性肝炎（简称甲肝）。

疾病简介

　　甲肝是由甲肝病毒引起的一种肠道传染病，甲肝病毒对各种外界因素有较强的抵抗力，可长期在外界环境中存活，能通过食物、饮用水、握手或生活用品等传播。该病感染率较高，临床表现差异很大，轻者可无症状，重者可出现急性肝细胞坏死而迅速死亡。

传染源

　　甲肝患者或病毒携带者。

传播途径

　　通过粪—口途径传播，大部分通过被病毒污染的水或食物而感染，也可通过血液传播。

疫苗种类和效果

目前使用的有冻干甲肝减毒活疫苗和甲肝灭活疫苗两大类，两种疫苗均具有良好的安全性和免疫效果。

免疫程序

甲肝减毒活疫苗：18月龄接种1剂。

甲肝灭活疫苗：18、24月龄各接种1剂，两剂间隔≥6个月。

接种部位和途径

甲肝减毒活疫苗为上臂外侧皮下注射。

甲肝灭活疫苗为上臂三角肌肌内注射。

禁忌证

①已知对该疫苗所含任何成分，包括辅料以及抗生素过敏者；②妊娠期妇女；③患急性疾病、严重慢性疾病、慢性疾病的急性发作期和发热者；④免疫缺陷、免疫功能低下或正在接受免疫抑制治疗者；⑤患未控制的癫痫和其他进行性神经系统疾病者。

接种反应

接种减毒活疫苗后个别出现低热、头痛、乏力或接种部位红、肿、痛等反应，一般1～3天自行消失。偶有皮疹出现不需要进行特殊处理，必要时可对症治疗。

接种甲肝灭活疫苗后局部反应轻微，多为疼痛，偶有红肿、硬结，全身反应可能有头痛、发热、恶心等，持续时间＜24小时，一般可自行缓解。如出现过敏反应，应及时就医。

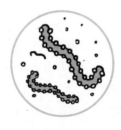
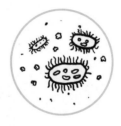

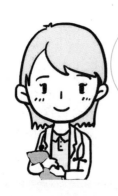

预防疾病

乙型病毒性肝炎（简称乙肝）。

疾病简介

　　乙肝是乙肝病毒感染所致的一种流行广、危害大的传染病。乙肝患者不仅要忍受病痛，更严重的是不少乙肝患者在成年后会发展为肝硬化或肝癌，给患者、家庭、社会带来了沉重的经济负担，是许多家因疾致贫、因病返贫的重要原因。目前乙肝尚无根治方法，因此预防乙肝非常重要。世界卫生组织提倡：接种乙肝疫苗是预防乙肝最安全、有效经济的方法。

传染源

　　主要是乙肝患者及病毒携带者通过血液、精液、阴道分泌液传播乙肝病毒。

传播途径

　　一是经血液传播，主要包括输血及血制品、不洁注射针头、非严格消毒的针灸、牙科及手术器械等医疗行为，文身、文眉、穿耳眼、做双眼皮、刮面等具有损伤性的美容行为。

　　二是母婴传播，母婴传播是我国乙肝最主要的传播途径，

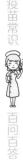

指乙肝病毒表面抗原阳性的母亲，尤其是表面抗原、e抗原双阳性的母亲，在妊娠和分娩的过程中，将乙肝病毒传播给胎儿或新生儿，引起婴儿乙肝病毒感染的过程。估计有40%～50%的感染者是因母婴传播而感染。如果不接受乙肝疫苗预防接种，乙肝妈妈所生的孩子60%在两年内可感染上乙肝病毒，而e抗原阳性的妈妈所生的孩子95%在一年内表面抗原阳性。现采取联合免疫干预措施后母婴传播率在10%以下。

三是性接触传播，可通过精液、阴道分泌液传播乙肝病毒。

疫苗种类和效果

目前使用的乙肝疫苗是基因工程疫苗——重组酵母乙肝疫苗和重组CHO乙肝疫苗，其主要成分是乙肝病毒的表面抗原，即一种乙肝病毒外衣壳蛋白，并非完整病毒。这种表面抗原不含有病毒遗传物质，不具备感染性和致病性，但保留了免疫原性，即刺激机体产生保护性抗体的能力。接种3剂后，95%以上的受种儿童会得到保护。

免疫程序

乙肝疫苗的免疫程序是0、1、6个月，全程接种3剂。3剂接种的时间分别是：新生儿出生后24小时内接种第1剂，出生后1个月接种第2剂，出生后6个月接种第3剂。

接种部位和途径

上臂三角肌肌内注射。

禁忌证

①发热、有中重度急性疾病的患者要暂缓接种，等身体状况改善后再接种疫苗；②接种前1剂疫苗后出现严重过敏反应者不再接种第2剂。

接种反应

很少有不良反应。一般见到的不良反应是在接种乙肝疫苗后24小时内，接种部位出现疼痛或触痛，多数情况下于2～3天消失。

甲型乙型病毒性肝炎联合疫苗
（甲乙肝联合疫苗）

预防疾病

甲肝、乙肝。

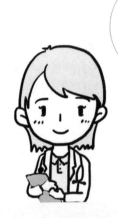

疾病简介

同前。

疫苗的使用

疫苗种类和效果

　　儿童型甲乙肝联合疫苗适用于1～15岁（包括15岁）无免疫力和有感染甲肝和乙肝危险的婴幼儿和少年。不得用于新生儿母婴阻断接种。

　　成人剂量适用于没有免疫过的和有感染甲肝和乙肝危险的成人和16岁以上（包括16岁）青少年。

　　疫苗需要接种3剂次完成全程免疫，以获得最佳的免疫保护效果。

免疫程序

　　全程免疫共接种3剂次。首剂后1个月及6个月后分别接种第2、3剂疫苗。

接种部位和途径

　　上臂三角肌肌内注射。

禁忌证

　　①已知对该疫苗所含任何成分，包括辅料以及甲醛过敏者，以及以往对单价甲肝疫苗和乙肝疫苗过敏者；②妊娠期和哺乳期妇女；③患急性疾病、严重慢性疾病、慢性疾病的急性发作期和发热者；④患未控制的癫痫和其他进行性神经系统疾病者。

接种反应

　　一般接种疫苗24小时内接种部位出现疼痛或触痛、发红、疲劳，多数情况下于2～3天内自行消失。

打着打着，就长大了······

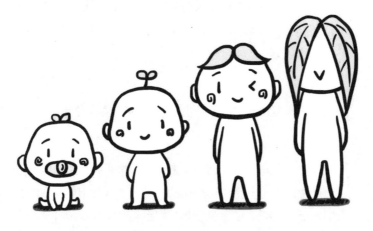

预防疾病

结核病，特别是结核性脑膜炎和粟粒型肺结核。

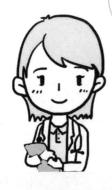

疾病简介

结核病是由结核杆菌引起的慢性传染性疾病，可累及全身各个器官，其中以肺结核最为多见，我国1/3左右的人口已感染了结核杆菌，受感染人数超过4亿，是世界上22个结核病高负担国家之一。

传染源

结核病患者、隐性感染者和结核菌携带者。

传播途径

经呼吸道传播。患者或病菌携带者通过咳嗽、打喷嚏等方式，将含有大量结核菌的淡液、飞沫喷出体外，然后被易感者吸入传播。被患者污染的生活用品也可以传播。

疫苗效果

卡介苗在预防儿童结核病，特别是对危及儿童生命的结核性脑膜炎和粟粒型肺结核有较好的预防效果，可以大大降低病死率。卡介苗的保护率约为80%，保护作用可持续10年左右。因此，按照世界卫生组织的建议，在结核病中、高度流行区，新生儿应尽早接种卡介苗。

免疫程序

出生时接种1剂。

接种部位和途径

上臂三角肌下缘皮内注射。

禁忌证

①已知对卡介苗所含任何成分过敏者；②患急性疾病、严重慢性疾病、慢性疾病的急性发作期和发热者；③妊娠期妇女；④免疫缺陷、免疫功能低下或正在接受免疫抑制治疗者；⑤患湿疹或其他皮肤病者。

接种反应

相比其他疫苗，接种局部反应较重。卡介苗接种后2周左右，局部可出现红肿浸润，若随后化脓，形成小溃疡，流出一些分泌物，一般8～12周后结痂，留有一个瘢痕，这是接种卡介苗后的正常反应，一般不需要进行处理，期间禁止热敷、挤压和包扎，但要注意局部清洁，防止继发感染。

卡介苗是需要皮内注射的疫苗。皮内注射技术较难，不易掌握。有时儿童哭闹也会造成将卡介苗注入皮下，局部反应会稍重一些。

76 脊髓灰质炎（脊灰）疫苗

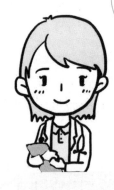

预防疾病

脊髓灰质炎（简称脊灰），俗称小儿麻痹症。

疾病简介

脊灰是由脊灰病毒引起的急性传染病。人体感染脊灰病毒后，病毒会侵犯身体的运动神经，导致肢体肌肉发生不规则、不对称、无感觉障碍及无大小便失禁的弛缓性瘫痪。我国已于2000年实现无脊灰目标，但由于我国周边的一些国家还有脊灰野病毒病例，所以在全球消灭脊灰前，我国仍然存在发生输入性脊灰野病毒或疫苗衍生脊灰病毒引起脊灰病例的可能。因此，通过接种脊灰疫苗来预防脊灰是必要的措施。

传染源

脊灰患者、隐性感染者和病毒携带者。

传播途径

通过粪—口途径在人与人之间传播。

疫苗种类和效果

目前，使用的脊灰疫苗有口服脊灰减毒活疫苗和脊灰灭活疫苗两种。接种3剂口服脊灰减毒活疫苗后，95%以上的受种者能产生持久的免疫力。

有接种口服脊灰减毒活疫苗禁忌证者，特别是免疫缺陷者和正在使用免疫抑制剂者可以考虑使用脊灰灭活疫苗。

免疫程序

口服脊灰减毒活疫苗的免疫程序：出生后2、3、4月龄各服1剂，并于4岁时加服1剂。脊灰灭活疫苗的免疫程序：出生后2、3、4、18月龄各接种1剂。

已接种过脊灰减毒活疫苗但未完成全程免疫的儿童，原则上不推荐使用脊灰灭活疫苗。如部分使用脊灰灭活疫苗，建议第1、2剂优先使用脊灰灭活疫苗；其余剂次用脊灰减毒活疫苗，并按脊灰减毒活疫苗的免疫程序完成全程免疫。

另外，除常规接种外，有时还需要进行强化免疫。

接种部位和途径

脊灰减毒活疫苗为口服制剂；脊灰灭活疫苗为注射剂，上臂三角肌肌内注射。

禁忌证

①已知对该疫苗所含任何成分及包括辅料以及抗生素过敏者；②患急性疾病、严重慢性疾病、慢性疾病的急性发作期和发热者；③妊娠期妇女；④免疫缺陷、免疫功能低下或正在接受免疫抑制治疗者；⑤患未控制的癫痫和其他进行性神经系统疾病者。

接种反应

口服脊灰减毒活疫苗后一般无不良反应，个别人有发热、呕吐、腹泻、皮疹等，一般不需要进行处理。注射灭活脊灰疫苗时，有些儿童注射部位会出现一些红肿现象，2~3天可自行消退。

77 吸附百日咳、白喉、破伤风联合疫苗（百白破联合疫苗）

预防疾病

百日咳、白喉、破伤风。

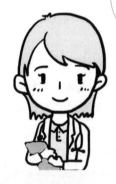

疾病简介

百日咳

是由百日咳杆菌引起的急性呼吸道疾病。临床表现为阵发性痉挛性咳嗽，咳嗽终末伴有鸡鸣样吸气性吼声，病程可长达2~3个月，故名"百日咳"。幼小的患儿在频繁的痉挛性咳嗽中常常出现惊厥、窒息，可并发肺炎脑病，导致脑缺氧和脑组织损害。如不能及时治疗，可影响小儿智力发育。

传染源

百日咳患者，潜伏期一般为7~14天，传染期约一个半月。

传播途径

通过吸入患者呼出的飞沫或空气中的呼吸道分泌物传播。

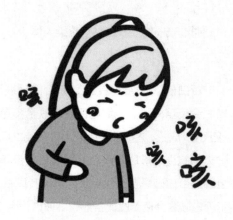

白喉

是由白喉杆菌引起的全身中毒性疾病，以咽、喉等处黏膜充血、肿胀并有灰白色假膜形成为突出临床特征，严重者可发生心肌炎和末梢神经麻痹。

传染源

白喉患者或带菌者。

传播途径

通过呼吸道飞沫传染，亦可经玩具、衣服、用具等间接传播。发病以冬春季节为多见，儿童易感性最高。

破伤风

是一种由破伤风杆菌产生外毒素引起的创伤感染性疾病，以特有的肌肉强直和阵发性痉挛为特点，包括牙关紧闭、颈项强直、角弓反张等，严重者出现呼吸肌痉挛导致呼吸暂停而死亡，病死率高达20%～40%。

传播途径

通过破损的皮肤和黏膜感染人体。

疫苗种类和效果

百白破联合疫苗有全细胞百白破联合疫苗和无细胞百白破联合疫苗两种。无细胞百白破联合疫苗又分为两组菌黏附素（PRN）成分，能提供更高的保护交效力和更长的保护时间。接种无细胞百白破联合疫苗后局部和全身不良反应的发生率低于全细胞百白破联合，且症状轻微。我国从2008年起逐步用无细胞百白破联合疫苗取代全细胞百白破联合疫苗。

免疫程序

共接种4剂，出生后3、4、5月龄各接种1剂，18月龄加强免疫1剂。

接种部位和途径

上臂三角肌肌内注射。

禁忌证

①对该疫苗的任何一种成分过敏者或接种百日咳、白喉、破伤风疫苗后发生神经系统反应者；②患急性疾病、严重慢性疾病、慢性疾病的急性发作期和发热者；③患脑病、未控制的癫痫和其他进行性神经系统疾病者。

接种反应

发热、接种局部红肿疼痛、硬结反应比较常见。干热敷有助于硬结的消退。发热常发生在接种后6~8小时，一般在48小时内恢复正常。

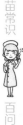

78 b型流感嗜血杆菌疫苗（Hib疫苗）

预防疾病

b 型流感嗜血杆菌（Hib）引起的儿童细菌性脑膜炎、肺炎等。

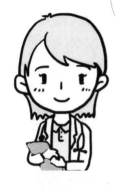

疾病简介

　　最常见的Hib感染性疾病为脑膜炎和肺炎，主要易感人群为5岁以下儿童，尤其是婴儿，发病高峰在6~11月龄。Hib通过鼻咽进入人体，并在鼻咽部繁殖，可引起脑膜炎、肺炎、关节炎和蜂窝织炎等。

传染源

　　Hib感染性疾病患者和带菌者。

传播途径

　　Hib通过空气飞沫和密切接触传播。

第四章　常见疫苗的免疫预防

疫苗种类

目前在我国已有多个厂家注册上市了Hib疫苗。

免疫程序

基础免疫为新生儿出生后6个月内注射3剂，可于出生后6周开始接种。为确保长期保护，推荐于出生后第2年加强1剂。6~12月龄未接种过的婴儿应接种2剂，间隔1个月，于出生后第2年加强接种1剂。1~5岁未接种过的儿童应接种1剂。由于各厂家生产的疫苗免疫程序有所不同，建议参见疫苗产品说明书。

禁忌证

①已知对疫苗的一个或多个成分（包括疫苗的活性成分和辅料）过敏者，特别是破伤风类毒素过敏者；②患有高热性疾病或急性感染者。

接种反应

注射部位短暂的轻微疼痛、红肿；接种后可能发生低热、不适。一般只需要对症处理。

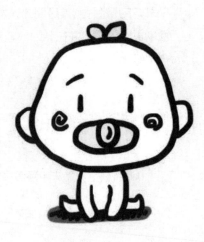

79 吸附白喉破伤风联合疫苗 （白破联合疫苗）

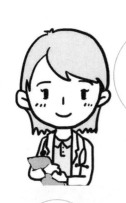

预防疾病

白喉、破伤风。

疾病简介

同前。

疫苗的使用

免疫程序

白破联合疫苗分为两种：一种为儿童用，另一种为成人及青少年用。6岁接种1剂儿童用的白破联合疫苗；12岁以上人群接种1剂成人及青少年用的白破联合疫苗。

接种部位和途径

上臂三角肌肌内注射。

注意事项

禁忌证

患严重疾病、发热或有过敏史者及注射破伤风类毒素、白喉类毒素后发生神经系统反应者禁用。

接种反应

局部可能会有红肿、疼痛、发痒，或低热、疲倦、头痛等，一般不需处理可自行消退。

吸附百白破联合疫苗（青少年用）

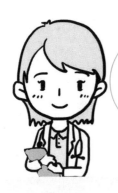

预防疾病

百日咳、白喉、破伤风。

疾病简介

同前。

疫苗的使用

疫苗种类和效果

本品为抗原减量的无细胞百白破联合疫苗，不能用于儿童的基础免疫，只用于加强免疫。与白破联合疫苗相比，增加了对百日咳的保护。

免疫程序

用于6~12岁儿童加强免疫。

接种部位和途径

上臂三角肌肌内注射。

注意事项

禁忌证

患有严重急性发热性疾病的个体应推迟接种。

接种反应

最常见的反应为注射部位的局部出现疼痛、发红和肿胀，这些不良反应可在接种后48小时内消失。

81 百白破IPV和Hib五联疫苗

预防疾病

白喉、破伤风、百日咳、脊髓灰质炎和 b 型流感嗜血杆菌引起的侵入性感染（如脑膜炎、败血症、蜂窝织炎、关节炎、会厌炎等）。对由其他类型流感嗜血杆菌引起的感染，或由其他微生物引起的脑膜炎没有保护作用。

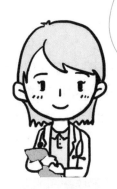

疾病简介

同前。

疫苗的使用

免疫程序

用于2月龄及以上的婴幼儿。在2、3、4月龄，或3、4、5月龄进行3剂基础免疫；在18月龄进行1剂加强免疫。每次接种单剂本品0.5ml。

国外批准的免疫程序：2月龄起，间隔1或2个月，连续接种3剂（每剂0.5ml）作为基础免疫；1~2岁期间进行1剂加强免疫接种。

接种部位和途径

肌内注射，对婴儿推荐最佳注射部位为大腿前外侧。

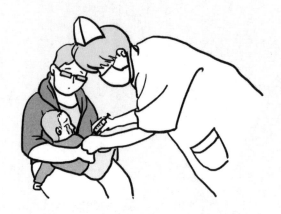

禁忌证

①确保本品不得经血管内途径（针头不得刺穿血管）或皮内注射。②本品应谨慎用于患有血小板减少症或凝血障碍者，因为肌肉注射后可能存在出血风险。③由于本品可能含有少量的戊二醛、新霉素，需谨慎用于对这些物质过敏的接种者。④如果曾经出现过与前一次疫苗注射无关的发热性惊厥，不是接种本品的禁忌。在这种情况下，接种后48小时内的体温监测以及常规使用退热药治疗48小时以减轻发热尤为重要。⑤如果曾经出现过与前一次疫苗注射无关的非热性惊厥，需谨慎考虑接种本品。⑥接种本品前应进行病史筛查（特别是疫苗接种史和以前接种疫苗后出现的不良事件）及临床查体。⑦如果已知下列任何一种情况可能会暂时地与疫苗接种相关，需要谨慎决定是否进一步接种含有百日咳的疫苗：●48小时内出现的非其他明确病因导致的≥40℃的发热；●接种后48小时内出现虚脱或休克样症状（低张力低反应现象）；●接种后48小时内出现超过3小时、持续且无法安抚的哭闹；●接种后3天内出现伴有或不伴有发热的惊厥。⑧如果以前接种过含破伤风类毒素的疫苗后出现格林-巴利综合征或臂丛神经炎，是否接种任何一种含有破伤风类毒素的疫苗应该基于对潜在的益处和可能的风险进行仔细地考虑；对于基础免疫程序没有完成（即接种少于3个剂

量）的婴儿，通常可考虑继续接种。⑨如果正在接受免疫抑制剂的治疗或患有免疫缺陷，在这种情况下，可能会降低对疫苗的免疫应答，因此建议在治疗结束后进行接种；尽管如此，即使抗体应答受限，还是建议患有慢性免疫缺陷如HIV感染患者进行接种。⑩与所有注射疫苗一样，由于注射后可能出现罕见的过敏反应，应提前准备好适当的治疗措施并密切观察。⑪对妊娠≤28周出生的早产儿进行基础免疫接种时，应考虑潜在的窒息风险以及进行48～72小时呼吸监测的必要性，尤其是对那些具有呼吸系统发育不全病史的婴儿，由于此类婴儿可从免疫接种中获益很高，故不应拒绝或延迟免疫接种。

下列儿童严禁使用本品：①对本品的任一组分、对任何生产工艺中痕量残留物（戊二醛、新霉素）或对百日咳疫苗（无细胞或全细胞百日咳）过敏，或是以前接种过含有相同组分的疫苗后出现过危及生命的不良反应者；②患有进行性脑病者；③以前接种百日咳疫苗（无细胞或全细胞百日咳疫苗）后7天内患过脑病者；④发热或急性疾病期间必须推迟接种本品。

接种反应

食欲不振、易激惹、异常哭闹、嗜睡、呕吐，注射部位红斑、水肿、疼痛，发热≥38℃，注射部位硬结等。

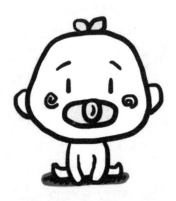

82 麻疹减毒活疫苗（麻疹疫苗）

预防疾病

麻疹。

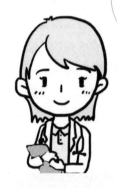

疾病简介

麻疹是由麻疹病毒引起的急性呼吸道传染病，冬春季高发，亦可见于成人。发病前1~2天至出疹后5天内均有传染性。主要症状是发热、出皮疹。在疫苗使用前，几乎所有的孩子都得过麻疹。麻疹很容易并发肺炎、脑炎、喉炎和心肌炎。严重的并发症可导致死亡。消除麻疹已经被列为世界卫生组织西太平洋区的重点工作之一，我国正致力于消除麻疹工作。

传染源

麻疹患者。

传播途径

主要通过呼吸道传播。含有麻疹病毒的分泌物经患者呼吸、咳嗽、打喷嚏排出体外，易感者吸入含病毒的飞沫而感染。

疫苗常识 百问百答

080

疫苗效果

麻疹疫苗有单价疫苗，也有联合疫苗，具有良好的免疫原性，初次接种后，95%以上的受种者可产生良好的免疫应答。

免疫程序

出生后8月龄接种第1剂，18~24月龄接种第2剂。自2008年开始，我国逐渐将第2剂用麻腮风联合疫苗替代了麻疹疫苗。

接种部位和途径

上臂外侧皮下注射。

禁忌证

①已知对该疫苗所含任何成分，包括辅料以及抗生素过敏者；②患急性疾病、严重慢性疾病、慢性疾病的急性发作期和发热者；③妊娠期妇女（或接种后3个月内避免怀孕）；④免疫缺陷、免疫功能低下或正在接受免疫抑制治疗者；⑤患脑病、未控制的癫痫和其他进行性神经系统疾病者。

注射免疫球球蛋白者应至少间隔3个月接种本疫苗，以免影响免疫效果。

接种反应

小部分儿童接种麻疹疫苗24小时内可能出现接种部位的疼痛，2~3天自行消退。接种后6~12天内，极少数人可能出现一过性发热及散在的皮疹，一般不超过2天可自行消退。

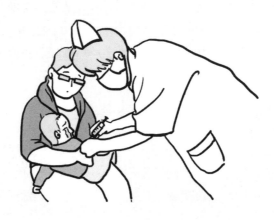

风疹减毒活疫苗（风疹疫苗）

预防疾病

风疹。

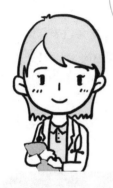

**疾病
简介**

风疹是由风疹病毒引起的急性呼吸道传染病。主要临床表现为发热，皮疹及耳后、枕下、颈部淋巴结肿大和疼痛。风疹引起的最大危害是孕妇患风疹后，可能发生先天性风疹综合征。先天性风疹综合征常见于怀孕12周内初次感染风疹病毒者，可造成流产、死产。母体将风疹病毒传染给胎儿，可出现先天性白内障、先天性心脏病、耳聋、智力障碍等先天性损害。

传染源

主要是风疹患者。

传播途径

通过飞沫传播，或母婴间垂直传播，孕期母体内的病毒通过胎盘侵犯胎儿，也可通过接触被患者污染粪便及尿液污染的衣物、生活用品等发生感染。

疫苗种类和效果

　　风疹疫苗有单价疫苗，也有联合疫苗。具有较好的稳定性和安全性，接种后95%以上受种者会产生良好免疫应答。风疹疫苗也可用于育龄期妇女，主要是预防胎儿发生先天性风疹综合征。

免疫程序

　　8月龄、育龄期妇女接种1剂。

接种部位和途径

　　上臂外侧三角肌附着处皮下注射。

禁忌证

　　①已知对该疫苗所含任何成分，包括辅料以及抗生素过敏者；②患急性疾病、严重慢性疾病、慢性疾病的急性发作期和发热者；③妊娠期妇女；④免疫缺陷、免疫功能低下或正在接受免疫抑制治疗者；⑤患脑病、未控制的癫痫和其他进行性神经系统疾病者。

　　育龄妇女注射该疫苗后，应至少3个月内避免怀孕。注射免疫球蛋白者应至少间隔3个月接种本疫苗，以免影响免疫效果。

接种反应

　　一般接种疫苗24小时内接种部位出现疼痛或触痛，多数情况下于2～3天内自行消失。接种1～2周偶有一过性发热。

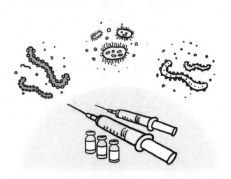

腮腺炎减毒活疫苗（腮腺炎疫苗）

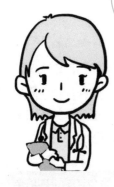

预防疾病

流行性腮腺炎（简称流腮）。

疾病简介

流腮，俗称"痄腮"。春季常见，儿童和青少年易感，亦可见于成人。接触患者后2~3周发病。主要表现为一侧或两侧耳垂下肿大，肿大的腮腺常呈半球形，以耳垂为中心边缘不清，表面发热，张口或咀嚼时局部感到疼痛。腮腺肿大多在1~2周内消退。病毒可侵犯中枢神经系统或全身其他腺体，而产生相应的并发症状，可并发胰腺炎、心肌炎、脑炎、睾丸炎、卵巢炎等。

传染源

主要是流腮患者。

传播途径

飞沫传播。

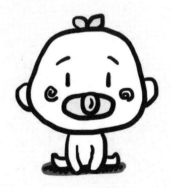

疫苗种类和效果

腮腺炎疫苗有单价的，也有二联、三联疫苗。其免疫效果要比麻疹和风疹疫苗弱。我国自2008年起逐渐用麻腮风联合疫苗替代了麻疹疫苗、腮腺炎疫苗和风疹单价疫苗，但在一些地区单价腮腺炎疫苗仍用于疫情暴发后的应急接种。

免疫程序

出生后8月龄接种1剂。

接种部位和途径

上臂外侧皮下注射。

禁忌证

①已知对该疫苗所含任何成分，包括辅料以及抗生素过敏者；②患急性疾病、严重慢性疾病、慢性疾病的急性发作期和发热者；③妊娠期妇女；④免疫缺陷、免疫功能低下或正在接受免疫抑制治疗者；⑤患脑病、未控制的癫痫和其他进行性神经系统疾病者。

接种反应

一般24小时内接种部位出现疼痛或触痛，多数于2～3天内自行消失。接种1～2周偶有一过性发热。

麻疹腮腺炎联合减毒活疫（麻腮联合疫苗）

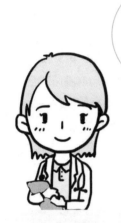

预防疾病

麻疹、流腮。

疾病简介

同前。

疫苗的使用

疫苗效果

接种疫苗后，可刺激机体产生抗麻疹病毒和流腮病毒的免疫力。

免疫程序

18~24月龄接种1剂。

接种部位和途径

上臂外侧皮下注射。

注意事项

禁忌证

①已知对该疫苗所含任何成分，包括辅料以及新霉素过敏者；②患急性疾病、严重慢性疾病、慢性疾病的急性发作期和发热者；③妊娠期妇女；④免疫缺陷、免疫功能低下或正在接受免疫抑制治疗者；⑤患脑病、未控制的癫痫和其他进行性神经系统疾病者。

接种后3个月内应避免怀孕。

接种反应

接种疫苗后少数人可能会出现局部疼痛，2~3天内自行消失。1~2周内，可出现一过性发热反应。6~12天内少数儿童可能出现一过性皮疹。

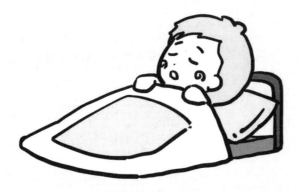

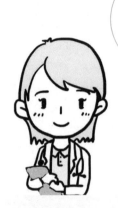

预防疾病

麻疹、风疹。

疾病简介

同前。

疫苗的使用

疫苗效果

接种后95%以上受种者能获得免疫成功，并能有长期的免疫保护。

免疫程序

出生后8月龄。

接种部位和途径

上臂外侧皮下注射。

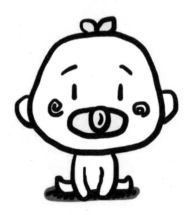

注意事项

禁忌证

①已知对该疫苗所含任何成分，包括辅料以及抗生素过敏者；②患急性疾病、严重慢性疾病、慢性疾病的急性发作期和发热者；③妊娠期妇女；④免疫缺陷、免疫功能低下或正在接受免疫抑制治疗者；⑤患脑病、未控制的癫痫和其他进行性神经系统疾病者。

育龄妇女注射该疫苗后，应至少3个月内避免怀孕。注射免疫球蛋白者应至少间隔3个月接种本疫苗，以免影响免疫效果。

接种反应

接种后很少出现局部反应。个别在接种后6～10天内出现一过性发热反应或散在皮疹，大多在2天内可自行缓解，通常不需要进行特殊处理，必要时对症治疗。

麻疹腮腺炎风疹联合减毒活疫苗（麻腮风联合疫苗）

预防疾病

麻疹、流腮、风疹。

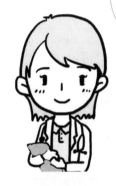

疾病简介

同前。

疫苗的使用

疫苗效果

麻腮风联合疫苗为减毒活疫苗，儿童接种疫苗后均可获得良好的免疫应答。接种1剂次疫苗可预防三种疾病，既提高了免疫效果，又减少了接种剂次。

免疫程序

出生后18～24月龄接种1剂。

接种部位和途径

上臂外侧皮下注射。

禁忌证

①已知对该疫苗所含任何成分，包括辅料以及新霉素过敏者；②患急性疾病、严重慢性疾病、慢性疾病的急性发作期和发热者；③妊娠期妇女；④免疫缺陷患者、免疫功能低下或正在接受免疫抑制治疗者；⑤患脑病、未控制的癫痫和其他进行性神经系统疾病者。

接种后3个月内应避免怀孕。

接种反应

接种后24小时内可出现注射部位疼痛，2~3天内自行消失。1~2周内，可出现一过性发热，一般不需要特殊处理。少数人可出现皮疹，多发生在接种后6~12天。极少数人可有轻度腮腺和唾液腺肿大。

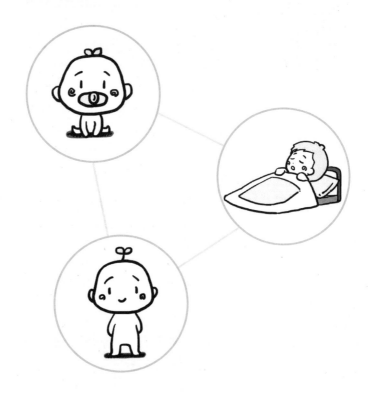

88 乙型脑炎（乙脑）疫苗

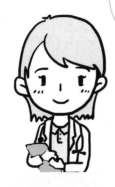

预防疾病

流行性乙型脑炎（简称乙脑）。

疾病简介

乙脑是由乙脑病毒引起，经蚊子传播的人畜共患的自然疫源性疾病。起病急，主要侵犯中枢神经系统。症状有发热、头痛、呕吐和颈项强直等，严重者可发生惊厥、昏迷和死亡。由于该病侵犯中枢神经系统，如治疗不及时病死率高达10%～20%，约30%患者可能有不同程度的后遗症，如痴呆、失语、肢体瘫痪、癫痫、精神失常、智力减退等。

传染源

人和动物感染乙脑病毒后可成为传染源。猪是主要的传染源。

传播途径

蚊子为乙脑的主要传播媒介。带有乙脑病毒的蚊子，通过叮咬将病毒传播给人或动物。

疫苗的使用

疫苗种类和效果

我国使用的有乙脑减毒活疫苗和乙脑灭活疫苗两种。按照免疫程序接种乙脑减毒活疫苗或乙脑灭活疫苗，均可产生良好的免疫效果。

免疫程序

乙脑减毒活疫苗：8月龄接种第1剂，2岁接种第2剂。

乙脑灭活疫苗：8月龄接种2剂，间隔7～10天，2岁和6岁时各接种1剂。

接种部位和途径

上臂外侧皮下注射。

注意事项

禁忌证

①已知对该疫苗所含任何成分，包括辅料以及抗生素过敏者；②患急性疾病、严重慢性疾病、慢性疾病的急性发作期和发热者；③妊娠期妇女；④免疫缺陷、免疫功能低下或正在接受免疫抑制治疗者；⑤患脑病、未控制的癫痫和其他进行性神经系统疾病者。

接种反应

接种乙脑灭活疫苗后不良反应较少，局部可出现红、肿、热、痛等反应，1~2天可自愈。

接种乙脑减毒活疫苗的不良反应发生率也较低，主要包括接种部位的红、肿、热、痛等，少数人可出现一过性发热等全身症状。

流行性脑脊髓膜炎球菌多糖疫苗（流脑疫苗）

预防疾病

流行性脑脊髓膜炎（简称流脑）。

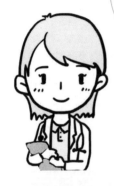

疾病简介

流脑是由脑膜炎球菌引起的化脓性脑膜炎，是急性呼吸道传染病，具有起病急、变化多、病情重、流行广、传播快的特点。流脑通常来势凶猛，而且死亡率高，危害性大。流脑任何年龄均可发病，15岁以下儿童多见，6个月～2岁儿童为易感者。我国流行菌株主要以A群为主，近年来C群在部分省份为优势菌群。主要临床表现为发热、头痛、呕吐、瘀点及颈项强直等。

传染源

流脑患者或带菌者。患者从潜伏期末开始至发病10天内具有传染性。

传播途径

呼吸道传播。

疫苗种类和效果

目前我国免疫程序中使用A群脑膜炎球菌多糖疫苗和A群C群脑膜炎球菌多糖疫苗两种。接种2剂免疫力可维持3～4年，因此需要加强免疫2剂。

免疫程序

出生后6月龄接种第1剂A群脑膜炎球菌多糖疫苗，间隔3个月后接种第2剂，3岁和6岁各接种1剂A群C群脑膜炎球菌多糖疫苗。

接种部位和途径

上臂外侧皮下注射。

禁忌证

①已知对该疫苗所含任何成分过敏者；②患急性疾病、严重慢性疾病、慢性疾病的急性发作期和发热者；③患脑病、未控制的癫痫和其他进行性神经系统疾病者。

接种反应

接种后反应轻微，少数出现局部红肿、硬结、发热，1～2天可自行消退。

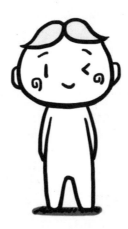

流行性感冒（流感）疫苗

预防疾病

流行性感冒（简称流感）。

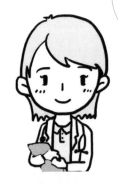

疾病
简介

流感是由甲、乙、丙三型流感病毒引起的急性呼吸道传染病，人群普遍易感。临床表现为发热、头痛、全身无力，多伴有呼吸型系统的症状，如流鼻涕和干咳。流感还能加重潜在的疾病，并发肺炎、支气管炎、心肌炎、心包炎。

传播途径

通过空气飞沫和接触传播，还可以通过被病毒污染的手帕或衣物传播。

疫苗种类和效果

目前在我国使用的流感疫苗有3种：全病毒灭活疫苗、裂解疫苗和亚单位疫苗。每年，每种疫苗成分由世界卫生组织推

疫苗的
使用

荐，一般均含有甲1亚型、甲3亚型和乙型3种流感灭活病毒或抗原组份。建议每年接种1剂次。

接种程序和剂量

成人及3岁以上儿童接种1剂次；6个月～35月龄儿童接种2剂次，间隔4周。

接种部位和途径

上臂三角肌，肌内注射或深度皮下注射。

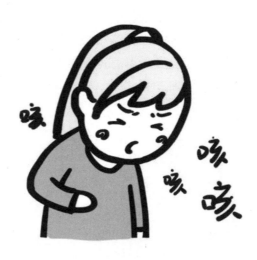

禁忌证

①已知对疫苗的一个或多个成分（包括疫苗的活性成分和辅料）过敏者，特别是对鸡蛋蛋白超敏者；②患有高热性疾病或急性感染者。

接种反应

注射部位短暂的轻微疼痛、红肿；接种后可能发生低热、不适。一般只需要对症处理。对鸡蛋蛋白高度过敏者可能发生急性超敏反应。

注意
事项

咳 咳 咳 咳

肺炎球菌疫苗

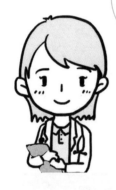

预防疾病

肺炎球菌引起的肺炎等侵袭性疾病。

**疾病
简介**

　　肺炎球菌性肺炎是由肺炎球菌引起的感染性肺炎、中耳炎等疾病，易感人群主要为2岁以下的儿童及老年人。患者感染后可出现发热、咳嗽等上呼吸道感染症状，严重者可出现胸痛、呼吸困难。体弱或抵抗力低的人还可并发中毒性肺炎、败血症及细菌性脑炎等。

传播途径

　　通过咳嗽、打喷嚏等方式，经呼吸道飞沫传播。

WHO将儿童肺炎球菌性疾病列为"需极高度优先"使用疫苗预防的疾病。

疫苗种类和效果

肺炎球菌结合疫苗

目前全球上市的肺炎球菌结合疫苗有7价、10价、13价等，对于覆盖的血清型具有较好的保护效果，目前7价肺炎球菌结合疫苗已在国内注册使用。

免疫程序

7价肺炎结合疫苗的免疫程序：3~6月龄婴儿接种3剂，间隔≥1个月；建议12~15月龄再接种1剂。7~11月龄婴儿基础免疫接种2剂，间隔≥1个月，建议12月龄后再接种1剂，与第二剂≥2个月。12~23月龄儿童接种2剂，间隔≥2个月。2~5岁儿童接种1剂。

接种部位和途径

婴儿大腿前外侧或上臂三角肌肌内注射。

禁忌证

①患急性发热性疾病或慢性疾病发作期者应暂缓接种疫苗；②对疫苗任何一种成分过敏，特别对白喉类毒素过敏的儿童。

接种7价肺炎球菌结合疫苗不能代替23价肺炎球菌多糖疫苗。

接种反应

注射部位红、肿、硬结、疼痛或触痛，少数儿童接种后可出现发热、食欲减退、腹泻、呕吐等。上述反应多为一过性，可很快恢复。

23 价肺炎球菌多糖疫苗

肺炎球菌荚膜多糖一般在接种后第3周出现保护性抗体，而且此抗体能有效预防肺炎球菌疾病。接种肺炎球菌疫苗后5~10年，血清型特异抗体水平降低；某些接种者（如儿童）的抗体水平可能降低的更快。有限的已发表资料表明，60岁以上老年人的抗体水平会更快地降低。这些结果表明，为了获得连续的保护可能需要再接种。

免疫程序

2岁及以上儿童及成人接种1剂。

接种部位和途径

上臂三角肌皮下或肌内注射，或上臂外侧皮肤皮下注射。

禁忌证

①对本品任何成分过敏者及2岁以下的幼儿禁用。②本品用于正在进行免疫抑制治疗的患者时，可能无法获得预期的血清抗体应答，并可能影响以后对肺炎球菌抗原的免疫应答。③皮内注射可能引起严重的局部反应。对于心血管和/或肺功能严重受损的个体，接种疫苗的全身反应可引起严重危险，应慎用本品并加以适当护理；若有发热性呼吸系统疾病或其他活动期感染，应推迟使用本品。④对需用青霉素（或其他抗生素）预防肺炎球菌感染的患者，接种本品后不应停止抗生素预防。⑤同任何疫苗一样，不是所有接种本品者都能获得百分之百的保护。⑥只有在确实需要时才能给妊娠妇女使用，哺乳期妇女应慎用本品。

接种反应

注射局部可出现疼痛、红斑、硬结、肿胀，少数人可出现为一过性的发热、虚弱、乏力、头痛等。上述反应一般都比较轻微，只需对症处理。

水痘减毒活疫苗（水痘疫苗）

预防疾病

水痘。

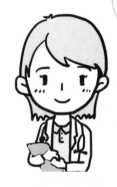

疾病
简介

　　水痘是由水痘—带状疱疹病毒引起的传染病，通过空气飞沫或直接接触传播。易出现暴发或流行。水痘通常是一种常见的儿童期疾病，有时会并发肺炎或脑炎，甚至会导致永久的后遗症或死亡。该病起病急，可出现发热、皮疹。皮疹可有斑丘疹、水疱、疱疹，数目多少不定，以躯干和头部多见。少数患儿可出现肺炎和脑炎等并发症。水痘痊愈后，水痘—带状疱疹病毒可长期潜伏在人体内。水痘全年均可发生，以冬春两季多发。我国的水痘感染率很高。

传染源

　　水痘患者是唯一的传染源。

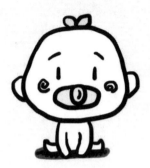

传播途径

通过空气飞沫或直接接触传播。

免疫程序

12月龄～12岁儿童接种1剂；13岁及以上者需接种2剂，间隔6～10周。

接种部位和途径

上臂三角肌皮下注射。

禁忌证

①患有急性发热性疾病的儿童、接受免疫球蛋白或输血治疗的儿童应推迟3个月接种；②免疫功能缺陷或继发性免疫缺陷的儿童、已知对新霉素全身超敏者、妊娠期妇女禁用；③免疫后3个月内应避免妊娠。

接种反应

接种部位有红、肿、痛，少数有发热，极少数儿童接种后6周之内皮肤上会有水痘样皮疹。

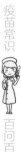

轮状病毒疫苗

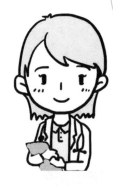

预防疾病

A 组轮状病毒引起的婴幼儿腹泻。

疾病简介

　　A组轮状病毒引起的婴幼儿腹泻，潜伏期一般为2～3天，秋冬季高发，故又称"秋季腹泻"，5岁以下的儿童最易受到轮状病毒的感染。主要临床表现为急性腹泻，一般5～10次/天，重者超过20次/天，常伴高热、呕吐、腹胀和肠鸣，严重者可出现脱水、器官衰竭而死亡。病程一般3～5天，可完全恢复。

传播途径

　　轮状病毒主要通过粪—口途径传播，其次是密切接触和飞沫传播。

疫苗种类和效果

口服五价重组轮状病毒减毒活疫苗用于预防血清型G1、G2、G3、G4、G9导致的婴幼儿重度轮状病毒胃肠炎的保护效力高达95.5%。

目前轮状病毒疫苗主要为减毒活疫苗，用于2个月～3岁婴幼儿。

免疫程序

国产疫苗每年服用1剂。

进口疫苗接种对象为6周龄至32周龄婴儿。推荐免疫程序：全程口服3剂，6～12周龄时开始口服第1剂，每剂接种间隔4～10周；第3剂接种不应晚于32周龄。

接种途径

口服。

禁忌证

①已知对该疫苗的任何成分出现超敏反应者；②接种1剂本疫苗后出现疑似超敏症状的婴儿，不应继续接种剩余剂次；③严重联合免疫缺陷疾病（SCID）者；④具有肠套叠既往史者。

接种反应

口服后一般无不良反应；偶有低热、呕吐、腹泻等轻微反应，多为一过性，一般不需要进行特殊处理。

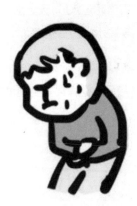

94 肾综合征出血热灭活疫苗

预防疾病

肾综合征出血热。

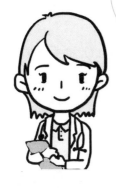

疾病简介

肾综合征出血热是由肾综合征出血热病毒引起的，以发热、出血、肾损伤为主要特征的自然疫源性疾病。该病流行广，病情危急，发病率较高，在部分地区常出急，病死率高，人群普遍易感，一般青壮年现暴发、流行。

传染源

主要为鼠，包括野栖的黑线姬鼠、家栖的褐家鼠和林区的大林姬鼠。

传播途径

通过宿主动物的血及唾液、尿、便排出。鼠向人的直接传播是人类感染的重要途径，可以经呼吸道传播、消化道传播、接触传播、母婴传播或虫媒传播。

疫苗效果

目前我国纳入免疫规划的是双价肾综合征出血热纯化疫苗。基础免疫后，可刺激机体产生抗Ⅰ型和Ⅱ型肾综合征出血热病毒的免疫力。用于预防Ⅰ型和Ⅱ型肾综合征出血热。血清抗体阳转率均能达到90%以上。

免疫程序

16~60岁者接种3剂：受种者接种第1剂14天后接种第2剂，第3剂在第1剂接种后6个月接种。

接种部位和途径

上臂三角肌肌内注射。

禁忌证

①已知对该疫苗所含任何成分，包括辅料以及抗生素过敏者；②患急性疾病、严重慢性疾病、慢性疾病的急性发作期和发热者；③妊娠期妇女及哺乳期妇女；④患未控制的癫痫和其他进行性神经系统疾病者。

接种反应

个别可能有发热、头晕、皮疹等症状，应注意观察，必要时给予治疗。因疫苗含有吸附剂，少数人局部可出现发红、硬结、轻度肿胀和疼痛，不需要进行特殊处理，一般1~3天内可自行消退。

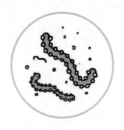 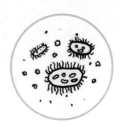

人乳头瘤病毒疫苗（HPV疫苗）

预防疾病

人乳头瘤病毒（HPV）感染 / 宫颈癌。

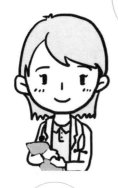

疾病简介

　　HPV是一种嗜上皮性病毒，可引起人类良性的肿瘤和疣，如生长在生殖器官附近皮肤和黏膜上的人类寻常疣、尖锐湿疣以及生长在黏膜上的乳头状瘤，其感染部位可出现痒痛。目前的研究表明，HPV感染与宫颈癌密切相关，宫颈癌是女性居第二位的最常见癌症。

传播途径

　　主要通过性接触传播。

疫苗种类和效果

疫苗的使用

　　目前国内市场上主要有二价人乳头瘤病毒疫苗、四价人乳头瘤病毒疫苗和九价人乳头瘤病毒疫苗。二价疫苗适用于9～15岁女性。四价疫苗适用于20～45岁女性。九价疫苗适用于16～26岁女性。

免疫程序

二价疫苗：分别在0、1和6月龄接种3针，可预防16、18型感染导致的宫颈癌。

四价疫苗：分别在0、2和6月龄接种3针，可预防6、11、16、18型感染导致的生殖器疣和宫颈癌。

九价疫苗：分别在0、2和6月龄接种3针，可预防6、11、16、18、31、33、45、52、58型感染导致的生殖器疣和宫颈癌。

接种部位和途径

上臂三角肌肌内注射。

禁忌证

①对疫苗的活性成分或任何辅料成分有超敏反应者禁用；注射本品后有超敏反应症状者，不再接种本品。②血小板减少症患者及任何凝血功能障碍患者，接种本疫苗需谨慎，因为此类人群肌肉接种后可能会引起出血。③患有急性严重发热等疾病时应推迟接种本品。④与任何疫苗一样，无法确保本品对所有接种者均产生保护作用。⑤本疫苗接种不能取代宫颈癌筛查，也不能取代预防HPV感染和性传播疾病的其他措施。⑥接种时请仔细阅读本告知单，接种后留观30分钟。⑦目前HPV疫苗为原供应境外其他国家或地区产品，内含境外产品说明书。该疫苗经中国食品药品检定研究院检定合格，疫苗使用请以中文简体说明书为准。⑧如需了解更多信息，请查看产品中文简体说明书。若本告知书的内容与产品说明书发生冲突的，以产品中文简体说明书为准。

接种反应

接种本疫苗后一般无反应，可能会产生接种部位红斑、疼痛、肿胀等局部症状，以及发热、恶心、头晕、疲乏、肌痛、头痛等其他症状，一般无须治疗，会自行缓解。如遇其他较严重的接种反应或有其他不明事项，请及时与接种医生联系，以便正确处理。部分受种者可能在接种前/后出现心因性反应，需采取措施以避免晕厥造成的伤害。

96 人用狂犬病疫苗

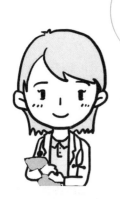

预防疾病

人狂犬病。

狂犬病是由狂犬病病毒侵犯神经系统引起的人畜共患传染病。由于缺乏有效的药物治疗手段，感染者一旦发病，病死率极高。主要的临床表现为伤口异常感、多汗、流涎、狂躁，怕水、怕光、怕风等。

传染源

犬是人狂犬病的主要传染源。

传播途径

狂犬病病毒主要存在于感染动物的唾液中，人被感染狂犬病的动物咬伤、抓伤后，病毒经破损处进入身体而发病。

疫苗种类和效果

目前我国较为常用的是Vero细胞狂犬病疫苗

接种部位和途径

上臂三角肌肌内注射。2岁以下儿童可在大腿前外侧肌内注射。

免疫程序

暴露前的免疫程序：0、7、21（或28）天各接种1剂。长期与动物接触的人，完成基础免疫后，在没有动物致伤的情况下，1年后加强免疫1剂，以后每隔3~5年加强免疫1剂。

暴露后免疫程序：0、3、7、14、28天各接种1剂。

禁忌证

①如不慎被疑似狂犬病的动物咬伤后，要及时到有资质的医疗单位进行暴露后伤口处理和预防接种。②一般情况下，全程接种狂犬病疫苗后体内抗体水平可维持至少1年。如再次暴露发生在免疫接种过程中，则继续按照原有程序完成全程接种，不需加大剂量；全程免疫后半年内再次暴露者一般不需要再次免疫；全程免疫后半年到1年内再次暴露者，应当于0和3天各接种1剂疫苗；在1~3年内再次暴露者，应于0、3、7天各接种1剂疫苗；超过3年者应当全程接种疫苗。

接种反应

接种后少数人可能出现局部红肿、硬结等一过性轻度反应，一般不需要进行特殊处理。反应严重时，请及时对症处理或就医。

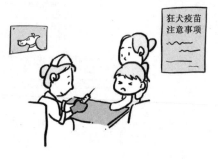

钩端螺旋体疫苗

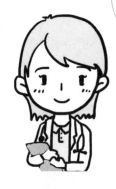

预防疾病

钩端螺旋体病（简称钩体病）。

疾病
简介

　　钩体病是由致病性钩端螺旋体引起的以急性发热、全身酸痛等症状为主的动物源性传染病。其症状有轻有重，轻者于数日内自愈，起病48h内接受抗生素与相应对症治疗者，恢复快，很少死亡。但如迁延至中、晚期，则病死率增高。

　　我国以盛产水稻的中南、西南、华东等地区流行较重，发病季节主要集中在6～10月的夏、秋水稻收割期间，青壮年农民发病率较高。在气温较高的地区，终年可见其散发病例。

传染源

　　鼠类及猪是主要传染源。

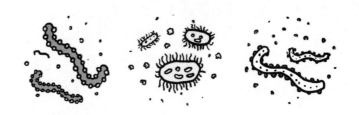

传播途径

经破损皮肤传播。人接触被染有钩端螺旋体的疫水是传染本病的重要方式。

免疫程序

共接种2剂，对流行地区可能接触疫水的7~60岁高危人群，接种2剂，两剂间隔7~10天。7~13岁用量减半，必要时7岁以下高危儿童1/4量接种。

接种部位和途径

上臂外侧皮下注射。

禁忌证

①已知对该疫苗所含任何成分，包括辅料以及抗生素过敏者；②患急性疾病、严重慢性疾病、慢性疾病的急性发作期和发热者；③妊娠期和哺乳期妇女；④患脑病、未控制的癫痫和其他进行性神经系统疾病者。

接种反应

全身及局部反应一般轻微，偶有发热及局部疼痛、红肿，一般可自行缓解。

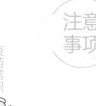

98 伤寒疫苗

预防疾病

伤寒。

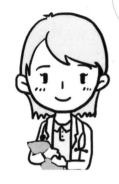

疾病
简介

　　伤寒是由伤寒沙门菌引起的网状内皮系统、肠淋巴组织及胆囊的急性全身性感染。其症状为全身不适、厌食、肌肉痛、持续高热、腹部不适、头痛、相对脉缓、皮肤玫瑰疹、肝脾肿大等。发病初期常伴有咳嗽，较大的儿童及成人具有典型便秘，较小的儿童可发生腹泻。

　　伤寒分布于世界各地，以热带、亚热带多见。我国散发病例时有发生，偶有地方流行，儿童和青壮年发病率较高。病后免疫力持久，少有第二次发病者。

传染源

伤寒患者是唯一的传染源。

传播途径

粪—口传播。

疫苗的使用

疫苗种类和效果

常用的伤寒疫苗为伤寒Vi多糖疫苗。我国的伤寒疫苗重点用于部队、港口、铁路沿线的工作人员，饮食行业人员，医疗防疫人员和水上居民或有此病流行地区及高发地区人群。

免疫程序

接种1剂。接种7天后获得保护性免疫，建议每3年复种1次。

接种部位和途径

上臂三角肌肌内注射。

注意事项

禁忌证

已知对该疫苗所含任何成分，包括辅料以及抗生素过敏者禁用。

接种反应

接种部位可有红、肿、痛，少数受种者有发热。

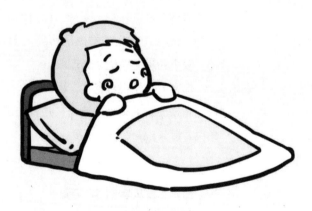

霍乱疫苗

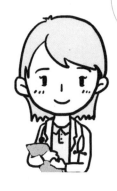

预防疾病

霍乱、产毒性大肠杆菌引起的腹泻。

疾病
简介

霍乱是由霍乱弧菌引起的烈性传染病。该病起病急，传播快，在全球范围内曾多次引起世界性大流行。霍乱是我国法定的甲类传染病，需重点防治。霍乱临床表现轻重不一，大多数患者仅轻度腹泻，少数严重患者可有剧烈吐泻、脱水、肌肉痉挛及周围循环衰竭等。缺乏免疫力的人，不分种族、年龄和性别对霍乱弧菌普遍易感，但隐性感染多，出现临床表现的少。患霍乱后，可获得一定程度的免疫力。

霍乱在热带地区全年均可发病，在我国以夏秋季为流行季节。

传染源

霍乱患者和带菌者。

传播途径

通过水、食物、日常生活接触和苍蝇等不同途径进行传播和蔓延，其中水为主要传播途径。

疫苗种类和效果

口服重组B亚单位菌体霍乱疫苗（肠溶胶囊）：适用人群为2岁及以上的儿童、青少年和有接触或传播危险的成人，主要包括以下人员：①卫生条件较差地区的居民、霍乱流行和受流行威胁地区的人群；②旅游者、旅游服务人员、水上居民；③饮食业与食品加工业工作人员、医疗防疫人员；④遭受自然灾害地区的人员；⑤军队执行野外战勤任务的人员；⑥野外特种作业人员；⑦港口、铁路沿线工作人员；⑧下水道、粪便、垃圾处理人员。

免疫程序

初次免疫者需服疫苗3次，分别于0、7、28天口服，每次1粒。接受过免疫的人员，可根据疫情，于流行季节前加强免疫一次，方法、剂量同前。

接种部位和途径

口服。

禁忌证

①为取得更好效果，应于餐后2小时服疫苗，服疫苗后1小时不能进食；②服疫苗后2天内忌食生冷、油腻、酸辣食品；③疫苗胶囊经密封处理，裂开后不能使用；④2℃~8℃干燥保存；⑤任何急性感染或发热性疾病都需推迟疫苗接种。

接种反应

口服疫苗后一般无反应，有的可有腹痛、荨麻疹、恶心、腹泻等，均属轻度，一般不需要处理可自愈。如有严重反应，应及时诊治。

疫苗的
使用

注意
事项

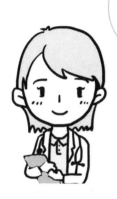

预防疾病

炭疽病。

疾病
简介

　　炭疽病是由炭疽杆菌引起的人畜共患的自然疫源性疾病。临床上主要表现为皮肤坏死溃疡、焦痂和周围组织广泛水肿及毒血症等症状，偶尔导致肺、肠和脑膜等急性感染，如并发败血症致死率极高。

传染源

　　患病的牛、羊等家畜。

传播途径

　　接触感染为主要途径，皮肤直接接触病畜及其皮毛最易感染；吸入带大量炭疽芽孢的尘埃、气溶胶或进食感染病菌的肉类，可分别发生肺炭疽或肠炭疽；使用未消毒的毛刷或被带菌的昆虫叮咬也可致病。

疫苗效果

接种疫苗后1周开始产生免疫力，2周可达到保护水平，半年后开始下降，约可维持1年。因此，对有感染危险者应每年接种1剂。接种对象为特殊工作场所的人，如进口动物皮革、毛发、骨肉、毛制品、猪鬃、毛皮的从业人员或从事炭疽杆菌感染的诊断和研究人员。

免疫程序

接种1剂。

接种部位和途径

上臂外侧皮上划痕（仅供皮上划痕用，严禁注射）。

禁忌证

①凡有急、慢性淋巴结炎，严重皮肤病，急性传染病及活动性结核患者；②有严重过敏史、免疫缺陷症及近期用免疫抑制剂治疗者。

接种反应

一般局部应有轻微红肿，划痕处可有轻度浸润，24～30小时达高峰，以后可自行消退。若接种后有过度疲劳或过量饮酒，有时可能引起轻度发热或腋下淋巴结轻微肿大。

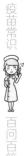
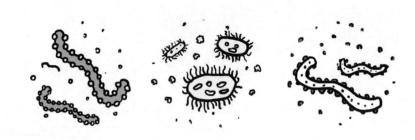

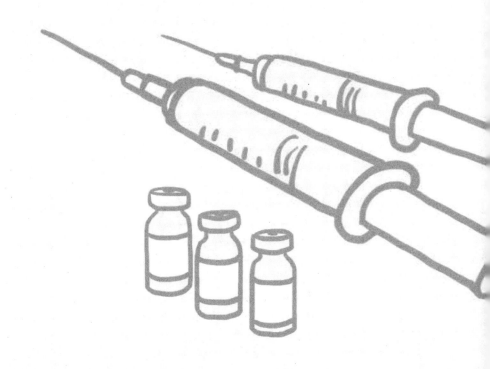

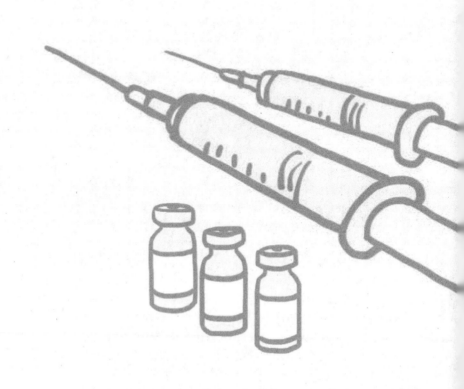